Nahlah Saimeh
Grausame Frauen

Nahlah Saimeh

GRAUSAME FRAUEN

Schockierende Fälle einer forensischen Psychiaterin

PIPER

Mehr über unsere Autoren und Bücher:
www.piper.de

Von Nahlah Saimeh liegen im Piper Verlag vor:
Jeder kann zum Mörder werden
Grausame Frauen

FSC
www.fsc.org
MIX
Papier aus verantwortungsvollen Quellen
FSC® C083411

ISBN 978-3-492-06220-6

Satz: Kösel Media GmbH, Krugzell
Gesetzt aus der Sabon Roman
Litho: Lorenz & Zeller, Inning am Ammersee
Druck und Bindung: CPI books GmbH
Printed in the EU

Inhalt

Vorwort

Wer sich mit Gewaltkriminalität befasst, hat es ganz überwiegend mit Männern zu tun, sowohl auf der Seite der Täter als auch auf der Seite der Opfer. Das Geschlechterverhältnis in Bezug auf Gewalttaten liegt bei 10:1 zwischen Männern und Frauen. Die Zahlen sprechen eine eindeutige Sprache: In Deutschland stehen 79960 Haftplätze für Männer 4260 Haftplätzen für Frauen gegenüber. Am 30. November 2018 saßen 13606 Männer in Untersuchungshaft, aber nur 896 Frauen. Unter den derzeit 560 Straftätern, die nach Verbüßung ihrer Haftstrafe in der Sicherungsverwahrung untergebracht sind, weil sie weiterhin als gefährlich gelten müssen, ist nur eine Frau.

Das Ungleichgewicht zwischen den Geschlechtern in Bezug auf Gewalt hat eine klare biologische Komponente. Das Leithormon männlicher Aggression ist Testosteron, wobei die Zusammenhänge zwischen Testosteron und Aggression extrem komplex sind. Vor allem ist Testosteron das Leithormon sozialer Dominanz und des sozialen Status in der Gruppe. Und Testosteron fördert eine gewalttätige Reaktion auf Provokation. Das wirkt sogar bei der Vergabe von Placebos. Wenn männliche Teilnehmer die Information bekommen, dass sie Testosteron erhalten, benehmen sie sich sozial dominanter und aggressiver, auch wenn sie eine völlig neutrale Substanz erhalten haben. Das bedeutet aber auch, dass vor allem das Wechselspiel zwischen soziokulturellen Rahmenbedingungen und kulturell verankerten Normen und Erwartungen die durch Testosteron beeinflussten Verhaltensweisen verstärkt oder abschwächt. Hinzu kommen natürlich über Jahrtausende tradierte Vorstellungen von Geschlechterrollen und die gesellschaftliche Stigmatisierung von »weiblichen« Eigenschaften bei Männern.

Bei Frauen führt Testosteron interessanterweise laut Studien zu geringerer Aggressivität und höherem prosozialem Handeln. Es ist gut denkbar, dass das auch deshalb so ist, weil Frauen unter dem Einfluss von Testosteron mehr innere Souveränität erleben und mit ihrer dominanteren Position dann gewissermaßen mehr »Back-up« für prosoziales Verhalten haben. Einen eindeutigen Zusammenhang zwischen Testosteron und Gewalt gibt es allerdings bei gewalttätigen sexuellen Paraphilien*. Deswegen wird in solchen Fällen den Betroffenen die Behandlung mit Antiandrogenen empfohlen, also Medikamenten, die den Testosteronspiegel auf ein vorpubertäres Niveau senken.

---

* Paraphilien sind sexuell stimulierende Fantasien oder Verhaltensweisen, die unbelebte Objekte, Kinder, nicht einverständnisfähige Erwachsene oder eigene Qualen bzw. Erniedrigungen an sich selbst oder am Partner einbeziehen.

*

Nur in der speziellen Gruppe von Menschen mit schweren psychischen Störungen liegt eine so starke Asymmetrie hinsichtlich gewalttätigen Verhaltens nicht vor. Vielmehr steigert eine Schizophrenie das Risiko für schwere Gewaltdelikte bei Frauen um den Faktor 23. In den Kriminalstatistiken sind 82 Prozent der wegen Körperverletzung Verurteilten Männer, bei Tötungen sind es gar 88 Prozent. Nur wenn die Opfer Neugeborene oder Kleinkinder sind, überwiegen Frauen, und auch bei Intimiziden, also der Tötung des Partners, treten sie stärker in Erscheinung. Frauen begehen schwere Gewaltdelikte also fast immer im familiären Nahraum.

Schwere Gewaltdelikte von Frauen irritieren daher nach wie vor besonders, weil sie ein tradiertes Rollenbild auf den Kopf stellen: Sie widersprechen der Vorstellung von Frauen als sanftmütigen, stets mütterlich-warmherzigen Wesen. Und wer in unserem Kulturkreis über die Verbindung zwischen Frausein und Kriminalität spricht und damit eine Besonderheit, eine Art Regelabweichung, betont, bezieht sich als Regel unterschwellig im Grunde auch immer auf »Maria«. Sie ist das ikonografische Bild von Friedfertigkeit und Duldsamkeit, von warmherzig-nährender Mütterlichkeit und nicht zuletzt herausragender Sittlichkeit.

*

Nachdem es eine Zeit lang üblich war, sich darüber Gedanken zu machen, ob eine Frau diesen oder jenen Posten, diese oder jene Arbeit überhaupt übernehmen und qualifiziert erledigen kann, hat sich die Diskussion jetzt eher in die Richtung einer moralischen Überlegenheit von Frauen *a priori* verschoben. Sind Frauen die besseren Chefs, ja die besseren Menschen?, wird immer wieder provokant gefragt. Frauen sind teamfähiger, mögen flache Hierarchien, sind kommunikativer und gelten ohnehin als empathischer.

Die Aufmerksamkeit, die weiblicher Gewaltkriminalität zuteilwird, hängt also sicherlich damit zusammen, dass sie statistisch seltener ist und dem gängigen Rollenstereotyp widerspricht und dass die Taten meist in speziellen Täter-Opfer-Beziehungen geschehen, also eine starke emotionale Komponente haben. Wir folgen aber auch der Spur unserer tief verankerten Vorstellung von der »Unnatürlichkeit« weiblicher Aggression. Aber es gibt weibliche Aggression. Sie ist nur im Strafrecht nicht immer abbildbar.

*

Unser Rechtsstaat verwendet viel Mühe darauf zu klären, wie es zu einer Straftat kommen konnte. Bei Frauen steht die Frage nach dem Warum und Wieso aus genannten Gründen umso mehr im Fokus der Öffentlichkeit. Wie etwa kann es sein, dass eine Frau ihr eigenes Kind tötet? Oder warum überlässt sie es sehenden Auges einem gewalttätigen Partner, warum beschützt sie es nicht?

Mit solchen Fragen befasst sich die forensische Psychiatrie. Sie ist das Verbindungsstück zwischen Psychiatrie und Recht. Im weiteren Sinne befasst sie sich mit allen rechtlichen Fragen, die an die Psychiatrie gerichtet werden, also auch auf dem Gebiet des Sozial- oder Zivilrechts. Im engeren Sinne aber bezieht sich der Begriff auf das Strafrecht. Darauf habe ich mich spezialisiert. Ich befasse mich mit der Schnittmenge von psychischer Gesundheit beziehungsweise psychischen Störungen und Kriminalität und begutachte seit 20 Jahren Straftäter zur Schuldfähigkeit und zu ihrer weiteren Gefährlichkeit.

Ich will Ihnen kurz schildern, wie es dazu kam: Medizin studieren wollte ich schon als Kind, lange bevor ich wusste, was ein Numerus clausus ist. In den ersten Jahren war ich nur eine mittelmäßige Schülerin, und im Grunde war es Glück, dass trotz der bescheidenen Zeugnisse sowohl meine Mutter als auch die Lehrer in der Grundschule das Vertrauen in mich setzten, ich könne das Gymnasium schaffen. Ob ich selbst als Erwachsene einem Kind mit so durchschnittlichen Leistungen dazu geraten hätte? Ich bin mir da nicht sicher. Zwei weitere glückliche Umstände waren, dass es in meinem Elternhaus keine Erwartung an mich im Hinblick auf einen akademischen Beruf gab und meine Mutter nicht darunter litt, dass ich auch so manches Mal nur eine befriedigende Note nach Hause brachte. Es gab keinen Erwartungsdruck, außer die selbstverständliche Erwartung, dass ich mir Mühe gebe. Zudem habe ich immer sehr gern gelernt und habe die Schule geliebt. Den für das Medizinstudium notwendigen Notendurchschnitt habe ich dann in der Jugend durch Beharrlichkeit und Fleiß erreicht. Das lag an meiner eigenen Zielsetzung und Motivation. Ich tat es für mich.

In meiner Jugendzeit wollte ich Chirurgin werden. Das stand für mich absolut fest. Während des Medizinstudiums musste ich aber erkennen, dass ich handwerklich weitgehend talentfrei bin und auch sonst die körperlichen Voraussetzungen nicht mitbringe. Eine Zeit lang habe ich ratlos herumstudiert, bis ich eines Tages, beladen mit allen erdenklichen Vorurteilen in Bezug auf Psychiater, die Hauptvorlesung »Psychiatrie« besuchte. Ich setzte mich in die letzte Reihe des Hörsaals, da ich Psychiater für seltsam verschrobene und unberechenbare Leute hielt, zu denen man besser einen gesunden Abstand wahren sollte. Und innerhalb von 90 Minuten erkannte ich dann meinen Berufswunsch, den ich seither keine Minute bereut habe.

In der Vorlesung ging es um die Krankengeschichte eines schizophrenen jungen Mannes, die mir schlagartig vor Augen führte, was uns zu Menschen macht und wie fragil wir sind, von wie vielen psychischen Faktoren es abhängt, ob wir unser Leben so gestalten können, wie wir es uns wünschen, und dass unser Selbsterleben maßgeblich mitbeeinflusst, wie wir die Umwelt und andere Menschen wahrnehmen. Von diesem Moment an war mir klar, dass ich Fachärztin für Psychiatrie und Psychotherapie werden wollte. Über Forensik wusste ich damals noch nichts, und das war auch nicht Gegenstand des Studiums. Erst in meiner Zeit als Oberärztin spezialisierte ich mich auf die forensische Psychiatrie, dieser Prozess dauert nach der Facharztausbildung nochmals mehrere Jahre. Von 2000 bis 2018 habe ich zwei Kliniken für forensische Psychiatrie ärztlich geleitet, bevor ich mich zur ausschließlich selbstständigen Tätigkeit als Sachverständige entschloss.

Die Aufträge zur Begutachtung von straffällig gewordenen Menschen erhalte ich von Staatsanwaltschaften, Gerichten, Justizvollzugsanstalten oder forensischen Kliniken. Meine Aufgabe ist im Rahmen von Strafverfahren und der Strafvollstreckung klar definiert. Es geht um die fachpsychiatrische Beratung des Gerichts, um die Aufbereitung forensisch-psychiatrischen Fachwissens, damit das Gericht eigenständig und kritisch mit diesem Wissen arbeiten kann. Ich urteile nicht über Täterinnen und Täter, sondern ich versuche herauszufinden, ob sie unter einer psychischen Erkrankung im engeren Sinne leiden, zum Beispiel einer Schizophrenie, oder unter einer anderen tief greifenden psychischen Störung, etwa einer Persönlichkeitsstörung oder einer sogenannten sexuellen Paraphilie. Oft komme ich auch nur zu dem schlichten Befund, dass der Betroffene keine relevanten psychischen Auffälligkeiten zeigt. Nicht jede unverständliche, ja unmöglich erscheinende Tat ist die Folge einer schwerwiegenden psychischen Beeinträchtigung.

Wenn jedoch eine psychische Störung diagnostiziert werden muss, dann beschreibe ich ihren Schweregrad sowie ihre Bedeutung für die Einsichtsfähigkeit und die Steuerungsfähigkeit des Täters oder der Täterin. Eine sogenannte Schuldfähigkeitsminderung kommt in unserem Strafrecht nur dann in Betracht, wenn die Einsichtsfähigkeit des Täters zum Tatzeitpunkt infolge einer erheblichen psychischen Störung aufgehoben oder aber seine Steuerungsfähigkeit in beträchtlicher Weise vermindert war. Unter Einsichtsfähigkeit versteht man dabei das Wissen um das Unrecht einer Tat beziehungsweise, um es noch besser zu formulieren: das Erkennenkönnen des Unrechts einer Tat. Selbst wenn ich mir nicht sicher bin, ob meine Handlung verboten ist, zeigt aber mein Zweifel darüber bereits, dass ich denke, dass es verboten sein könnte. Die Einsichtsfähigkeit ist nur bei mittelschwerer oder schwerer Intelligenzminderung oder bei einer ganz schweren Ausprägung schizophrener Psychosen nicht gegeben.

Im Regelfall liegt auch bei Menschen mit verminderter Schuldfähigkeit das Wissen um das Unrecht der Tathandlung vor. Bei der Steuerungsfähigkeit handelt es sich um die Fähigkeit, sich gegen eine strafbare Handlung beziehungsweise Absicht zu entscheiden und dem Impuls oder dem Plan zur Umsetzung eben nicht nachzugehen. Allgemeine »menschliche Einfühlung« oder »menschliches Mitleid« sind im Kontext einer Tat keine psychiatrischen Kriterien zur fachlichen Begründung für verminderte Schuldfähigkeit. Es gibt eindeutig voll schuldfähige Täterinnen und Täter, deren Taten bizarr und unverständlich erscheinen, ebenso wie solche, deren Schicksale beim Beobachter so etwas wie Empathie erzeugen. Weder entscheidet die Brutalität oder Plausibilität einer Tat darüber, ob jemand »psychisch gestört« ist, noch ist es Aufgabe des psychiatrischen Gutachters, in jedem Fall irgendeine psychiatrische Diagnose zu konstruieren oder sie an den

Haaren herbeizuziehen, um dann Schuldminderungsgründe zu beschreiben.

Es gibt das verbreitete Vorurteil, dass Psychiater nichts anderes im Sinn haben, als anderen Leuten irgendeine psychische Störung zu attestieren. Das ist nicht der Fall, wie ich heute weiß, aber ich kann mich in dieses unbegründete Vorurteil gut einfühlen, weil ich ja selbst einst damit in die Vorlesung ging.

*

Wie in meinem ersten Buch *Jeder kann zum Mörder werden* schildere ich auch in diesem verschiedene Fallgeschichten aus meiner beruflichen Praxis, wobei ich mich diesmal auf die zahlenmäßig kleine Gruppe der Täterinnen konzentriere.

Mein Anliegen ist es, Ihnen zu zeigen, dass es keine eindeutige und schon gar nicht eine einzelne Antwort auf die Frage gibt, warum sich Menschen – hier eben Frauen – schuldig machen, sei es, indem sie selbst Hand anlegen, indem sie andere mit einem Verbrechen beauftragen oder zumindest nichts unternehmen, um eine schwere Gewalttat zu verhindern. Die Frauen, die ich Ihnen hier vorstelle, haben unterschiedliche Fähigkeiten und Ressourcen, unterschiedliche soziale Hintergründe und manchmal schwer zu durchschauende Beweggründe, so wie männliche Täter auch.

Ich halte Gewaltstraftaten, die von Frauen begangen werden, nicht für etwas Besonderes, nur weil sie seltener sind. Für mich macht die Begutachtung von Männern und Frauen an sich keinen Unterschied. Natürlich gibt es Muster von Straftaten, die »typisch weiblich« sind, wie etwa die bereits erwähnte Tötung von Neugeborenen und Kleinkindern. Mir ist persönlich kein Fall bekannt, in dem ein Vater seinen schreienden Säugling getötet hätte, damit seine Partnerin ihn nicht sitzen lässt. Dieses Motiv gibt es offenbar nur bei Frauen in Bezug auf ihre Partner. Ebenso gibt es zweifellos Straftaten, die fast ausnahmslos von Männern begangen werden, wie zum Beispiel School Shootings. Wenn ich Ihnen auf den nächsten Seiten aber den seltenen Fall einer jungen Schulamokläuferin schildere, werden Sie sehen, dass er sich strukturell nicht sehr von den Taten männlicher Angreifer unterscheidet.

Eine Straftat wird nicht besser oder schlechter, weil sie von einer Frau oder einem Mann begangen wird. Die Frau ist auch nicht immer Opfer. Ich halte diese reflexartige Zuschreibung eher für einen Hinweis auf unsere tief verankerte Grundhaltung, Männer und Frauen eben doch nicht als *gleich-wertig* zu betrachten. Vielmehr gehen wir damit dem Phänomen der positiven Diskriminierung auf den Leim. Auch als Frau wird man volljährig und erwachsen und ist für eigene Entscheidungen, eigene Orientierungen und eigenes Handeln verantwortlich.

Wenn aber Gewalttaten von Frauen so viel seltener sind als die von Männern, sind sie dann nicht doch etwas Besonderes? Auf der Ebene, auf der ich mich mit dem Phänomen befassen möchte, stimmt das nicht: Ich betrachte und beschreibe immer Menschen, gleich welchen Geschlechts. Gewalt ist ein Tiefpunkt der eigenen Biografie, der Moment, an dem die eigenen Bewältigungsmuster für Sehnsüchte, Probleme oder Konflikte versagen. Das gilt für Männer wie für Frauen. Und Gewalttaten konfrontieren einen Menschen letztlich immer mit seinen tiefsten Bedürfnissen, Schwächen und Ängsten.

Mit meinem Buch möchte ich dies auch verdeutlichen und Ihnen mit den Fallgeschichten zeigen, dass die Grenzen zwischen Tätersein und Opfersein auch bei Frauen nicht immer so klar gezogen sind. Die Täterinnen sind ganz unterschiedliche Frauen mit ganz unterschiedlichen Persönlichkeiten. Kein Fall ist wie der andere, keine Frau ist wie die andere.

Dennoch: Fast alle Gewaltstraftäter und -straftäterinnen – zumindest jene ohne eine klassische psychische Erkrankung im engeren Sinne – haben eine ähnliche essenzielle Grunderfahrung gemacht: Sie wurden als Kind nicht geliebt oder haben sich nicht geliebt gefühlt. Einige haben zusätzliche Gewalt, in sexueller und nicht sexueller Form, erlebt, bei anderen wiederum ist die tief in ihrer Persönlichkeit sitzende Erfahrung der Einsamkeit weniger augenfällig. Die eigenen Eltern waren häufig noch sehr jung und persönlich nicht reif genug, die Elternrolle auszufüllen. Hinzu kommen Alkohol- und/oder Drogenkonsum.

Andere Täter und Täterinnen stammen hingegen aus äußerlich geordneten Verhältnissen mit materiell guten Bedingungen, mit Familienurlauben, geregeltem Schulbesuch und Eigenheim. Aber auch hier findet sich in jenen Fällen, die ich kennengelernt habe, fast immer eine tiefe Beziehungsstörung der Familienmitglieder untereinander. Es wird nicht miteinander geredet, keiner achtet auf den anderen, es herrschen Kühle und Kommunikationslosigkeit oder eine aus fassadenhaftem bürgerlichem Leistungsstreben resultierende Unzufriedenheit mit dem eigenen Kind, das bitte schön genauso hübsch, fleißig und sportlich sein soll wie das der Nachbarn. »Wir ziehen dich auf, wir feiern deinen Geburtstag, und im Grunde freuen wir uns auch, dass du da bist, aber wir hätten dich lieber etwas anders gehabt. Wir haben dich lieb, weil du eben unser Kind bist, obwohl du für uns eigentlich eine große Enttäuschung bist.« So in etwa lautet die Botschaft, die bei Kindern solcher Familien ankommt. Die Enttäuschung wird nicht unbedingt explizit ausformuliert, teilt sich aber unterschwellig immer mit.

Viele Frauen in Haftanstalten haben ein Drogenproblem, erlebten als Kind Gewalt und sexuellen Missbrauch. Viele haben keinen qualifizierten Schulabschluss und leiden unter klinisch relevanten psychischen Störungen. Das gilt aber auch für Männer im Strafvollzug. Gefängnisse sind Institutionen, in denen sich Menschen wiederfinden, die beträchtliche, miteinander in komplexen Wechselwirkungen stehende Probleme haben. Und dennoch gibt es auch Fälle, in denen all diese Erklärungsschemata versagen, in denen man keinen der bekannten Risikofaktoren findet. Menschen zu begutachten ist nichts Schematisches. Ausnahmen bestätigen eben die Regel.

Gelegentlich höre ich den polemischen Vorwurf, wir Psychoexperten würden immer von der harten Kindheit eines Täters sprechen und für die unsäglichsten Verbrechen tiefes Mitleid aufbringen, während keiner an die Opfer denkt. Diese ganze »Kindheitslitanei« führe dann dazu, dass der Täter für schuldunfähig erklärt wird und seiner Strafe entgeht. Auch das stimmt schon zahlenmäßig nicht, denn es gibt nur rund 10 000 Behandlungsplätze für psychisch kranke Täterinnen und Täter, aber achtmal so viele Haftplätze. Eine solche Argumentation greift zu kurz, und unser Strafrechtssystem funktioniert faktisch anders. Je mehr und je länger ich beruflich mit schwerer Gewalt zu tun habe, desto deutlicher wird mir, über die professionelle forensisch-psychiatrische Betrachtung und Einordnung hinaus, dass starke Gewaltbereitschaft sowohl bei Männern als auch bei Frauen auf eine tiefe Verwundung in ihrem Menschsein an sich zurückzuführen ist. Gewalt und Schmerz hängen zusammen, einerseits naturgemäß bei Gewaltopfern und deren Familien, aber auch auf der Seite der Täterinnen und Täter. Auf dieser Ebene unterscheiden sich Männer und Frauen eben nicht.

Und das, was individuell Gewaltbereitschaft und destruktives Handeln befördert, tut dies auch auf einer gesellschaftlichen Ebene. Gesellschaftliche und politische Vorstellungen, die Gewalttätigkeit gegen andere Menschen implizieren, fußen letztlich immer auf einer hohen Frustration angesichts eigener Bedürfnisse nach Sicherheit, Anerkennung, Wertschätzung, Einflussnahme, Orientierung.

*

Daraus leite ich eine zweite Botschaft ab, die mir am Herzen liegt: Wer wir sind, wie wir unser Leben gestalten und führen können, prägen wir nur zu einem gewissen Teil selbstverantwortlich mit. Sicher, wir tragen die Verantwortung für unser Tun, unser Handeln und Nichthandeln, für die Entwicklung unserer Zielvorstellungen. Diese Verantwortung nehmen wir ernst oder weniger ernst, und auch dafür müssen wir einen Preis bezahlen. Es gibt aber ganz grundlegende Dinge, die wir uns nicht selbst aussuchen, die uns als zu bewältigende Herausforderungen mit auf den Weg gegeben werden: Mit welcher Intelligenz sind wir ausgestattet, mit welcher Begabung, mit welchem Temperament? In welches Land, in welche geopolitische Situation werden wir hineingeboren? Wachsen wir im Frieden auf oder herrschen Krieg und Bürgerkrieg? In welche soziale Umgebung werden wir hineingeboren? Sind unsere Eltern emotional kompetent, geduldig, warmherzig, oder sind sie gewalttätig, suchtkrank, überfordert? Wollen sie uns als Aushängeschild, als Prestigeobjekt? Werden wir geliebt? Oder stammen wir aus einer traumatischen Beziehung und werden – zumindest unbewusst – als Teil des problematischen Partners abgelehnt?

Nicht zuletzt: Erfüllen wir die kollektiven Erwartungen an das Aussehen, werden wir rein äußerlich akzeptiert? Wir sind an unserer Entwicklung selbst aktiv beteiligt und tragen Verantwortung dafür, wie wir mit unserem »Startkapital«, mit dem wir ins Leben kommen, umgehen, aber dieses Startkapital wird uns schicksalsmäßig mitgegeben. Daher halte ich Demut für angebracht, wenn wir uns anschicken, andere Menschen zu beurteilen. Hybris gegenüber Straftätern und Straftäterinnen scheint mir ausgesprochen fehl am Platz, denn im Grunde stelle ich mir trotz des professionellen und damit auch immer distanziert-beschreibenden Blicks die Frage: Könnte ich unter anderen Umständen auch in diese Situation gekommen sein? Diese Frage beeinflusst nicht die Bearbeitung meines Gutachtens, aber sie kennzeichnet die Haltung, aus der heraus ich meine Arbeit nach all den Jahren der Erfahrung mache.

Wenn ich mit Menschen zu tun habe, die auf ihren eigenen geraden Lebensweg übermäßig stolz zu sein scheinen, würde ich sie manchmal gern fragen: Toll, wie Sie das hinbekommen haben mit der Geburt in Ihrem Elternhaus! Wie haben Sie es geschafft, sich bei Ihrer Zeugung so gute Anlagen für Intelligenz, Temperament und Aussehen auszuwählen? Nun werden Leserinnen und Leser, die sich mit der buddhistischen Lehre befassen, entgegnen, dass das alles eine Frage des Karmas sei. Das mag wohl sein und entzieht sich meiner Erkenntnisstufe. Wer aber auf andere herabschaut, steht der buddhistischen Geisteshaltung gewiss fern. Er neigt vielmehr dazu, sich die ihm zugefallenen glücklichen Umstände seines Lebens selbst zuzuschreiben.

Aus der Haltung der Demut leitet sich allerdings nicht ab, die professionellen fachlichen Standards der psychiatrischen Begutachtung außer Acht geraten zu lassen. Das eine betrifft die Haltung, das andere die Professionalität in der Erledigung einer klar umschriebenen Aufgabe.

Dieser Gedanke aber, dass ich selbst ein anderer sein

könnte, ja ich der andere sein könnte, wenn mein Rucksack des Startkapitals anders gepackt worden wäre, ist für mich zu einem zentralen gesellschaftlichen Anliegen geworden. Es geht um das Verdeutlichen, dass wir letzten Endes eben untereinander sehr, sehr viel mehr Gemeinsamkeiten als Unterschiede haben. Es gibt Unterschiede in den Vorstellungen vom Leben und Zusammenleben, in den Bedürfnissen, in den Normen und Werten, die uns prägen, in der Frage, wie viel Zielstrebigkeit wir haben und worauf wir sie verwenden. Das zu negieren wäre töricht. Aber im Kern sind wir in dem, was uns als Menschen mit unseren ganz grundlegenden, elementaren Bedürfnissen und Anfälligkeiten ausmacht, sehr ähnlich. Von daher ist das Schaffen künstlicher Feindgruppen gleichermaßen idiotisch und gefährlich. Wenn wir Menschen in ihren grundlegenden Bedürfnissen erkennen und diese ernst nehmen, ist es möglich, Spaltung und Dämonisierung anderer zu überwinden.

In Gutachten beschreiben wir Menschen und reduzieren damit notwendigerweise unter spezifischen professionellen Aspekten auch deren Komplexität. Der Psychiater und Philosoph Karl Jaspers hat einmal geschrieben: »Menschlich aber bedeutet die Feststellung des Wesens eines Menschen eine Erledigung, die bei näherer Besinnung beleidigend ist und die Kommunikation abbricht.« Auch dieses Buch basiert auf der Reduktion von menschlicher Komplexität und ist zudem unter Anonymisierungsgesichtspunkten auch darauf angewiesen.

*

In diesem Buch geht es – jenseits der Beurteilung der Schuldfähigkeit als Ausdruck der Fähigkeit, verantwortlich eine Entscheidung für die Tat zu treffen – darum, was im Kern eines Menschen ihn dazu bringt, anderen in so massiver, existenzieller Weise zu schaden, ihnen sogar das Leben zu nehmen. Wer geneigt ist, für Frauen schneller mit handgestrickten Entschuldigungen parat zu stehen als für Männer, muss sich auch die Frage gefallen lassen, ob das die vermeintlich gut gemeinte Kehrseite des Umstands ist, dass er – oder sie – Frauen eben doch weniger ernst nimmt als Männer. Mannsein, Frausein oder Transgendersein sind verschiedene Facetten und Formen ein und derselben Medaille: Menschsein. Man kann ein Mordopfer nicht danach fragen, ob es erleichtert ist, zumindest von einer Frau umgebracht worden zu sein. Ich habe aber eine Vermutung, wie die Antwort lauten könnte.

Auf den folgenden Seiten schildere ich Ihnen verschiedene Lebensgeschichten von Frauen, die Verbrechen begangen haben. Ich versuche, Ihnen die Persönlichkeit, mitunter auch das Bild der psychischen Störung und die Bedürfnisstrukturen dieser Frauen nahezubringen, und werde dabei auch Ähnlichkeiten mit männlichen Tätern benennen. Jedoch sind nicht Verletzungen »männlich« oder »weiblich«, nur die Reaktionsweisen darauf sind es. Und manchmal gibt es auch Taten, die einfach nur böse sind. Nicht zuletzt diese Erkenntnis wird man in ihrer Banalität aushalten und darauf angemessen reagieren müssen. Und was bleibt dann als Erklärung? Was »das Böse« wirklich ist und ob man es sprachlich überhaupt fassen kann, ist womöglich eher eine Frage an die Theologie und die Philosophie. Letztlich ist für mich die Quelle bösen Handelns die Unfähigkeit, sich selbst im anderen zu sehen. Wer also tötet, tötet auf eine übergeordnete Weise immer auch sich selbst. Wer einen anderen Menschen misshandelt, misshandelt immer sich selbst. Wer einen anderen foltert, foltert immer sich selbst.

Meine Hoffnung, die mit der Schilderung dieser Fallgeschichten verbunden ist, liegt vor allem darin, die Gründe für das menschliche Scheitern, das, was wir sein könnten, und das Leid, das durch die Taten entstanden ist, in eine Art Humus zu verwandeln, aus dem ein gleichermaßen verstehender und doch sachlicher Blick auf das Menschsein erwachsen kann.

Noch eine ergänzende Anmerkung zur Auswahl der Fallgeschichten: Alle Fälle sind reale Kriminalfälle, die Taten mitsamt ihren Motiven sowie ihren Vorgeschichten haben sich so zugetragen. Zum Schutz der Persönlichkeitsrechte aller Beteiligten, sowohl auf Opfer- als auch auf Täterseite, habe ich die Personen insoweit anonymisiert, als dass die Namen, die Orte und die *exakten* biografischen Daten verändert wurden. Der sozioökonomische und soziokulturelle Rahmen wurde beibehalten, die jeweiligen Berufe jedoch entsprechend variiert. Ähnlich wurde mit der Beschreibung des äußerlichen Erscheinungsbildes aller Beteiligten verfahren. Von diesen Schilderungen darf also nicht auf Personen im realen Leben geschlossen werden. Die Fälle wurden so ausgewählt, dass die eigentlichen Taten nicht einzigartig sind. Vielmehr gab es in den zurückliegenden 15 Jahren eine Vielzahl ähnlicher Vorkommnisse, was Rückschlüsse auf die Identitäten von Opfern, Tätern oder ihrer Angehörigen zusätzlich erschwert, zumal diese Fälle kaum oder gar nicht medial beachtet wurden. Selbst wenn Sie meinen, die beschriebene Person zu kennen, müssen Sie damit rechnen, dass das faktisch nicht der Fall ist. Fälle dieser Art sind nicht singulär, sondern sie illustrieren grundlegende Muster (weiblicher) Gewaltdelinquenz. Ähnlichkeiten mit Personen gleichen Namens oder beschriebenen Aussehens sind daher rein zufällig und explizit nicht beabsichtigt.

1 Der Probemord

Dilan Kaya starb kurz vor seinem 39. Geburtstag auf den Stufen einer Zahnarztpraxis in Frankfurt. Morgens um halb zehn erlag er fünf tiefen, breiten Stichwunden, die seinen Hals und massigen Körper durchbohrt hatten, sodass die von den Anwohnern eiligst herbeigerufenen Rettungskräfte trotz sofortiger Reanimation nichts mehr ausrichten konnten. Die Blutspur führte vom Eingang der Praxis quer über die Straße bis zur Wohnung des Opfers im ersten Stock eines Mietshauses. Der Spur folgend, fand die Polizei deutliche Anzeichen eines Kampfs in der Diele der Wohnung sowie im Treppenhaus. Die Wohnungstür stand noch offen. Schnell konnte rekonstruiert werden, dass der Täter Dilan Kaya attackiert hatte, als dieser seine Wohnung verließ, sich das Kampfgeschehen dann zunächst in den Flur verlagert hatte und Kaya dann, nachdem der Angreifer von ihm abgelassen hatte, schwer verletzt aus dem Haus und über die schmale Straße gelaufen war, um womöglich beim Zahnarzt Hilfe zu suchen, bevor er schließlich tot zusammenbrach.

Hinweise auf den mutmaßlichen Täter konkretisierten sich schnell: Verdächtigt wurde die 35 Jahre alte Lola

Zapatero. Robert Grünberg, Dilan Kayas Nachbar, gab der Polizei gegenüber an, dass Lola, eine ihm nur flüchtig bekannte Freundin des Opfers, am Abend zuvor bei ihm geschellt hatte. Sie habe gesagt, dass sie sich von ihrem Lebensgefährten getrennt habe und einfach mal zum Quatschen vorbeischauen wolle. Er selbst habe Lola immer ausgesprochen attraktiv gefunden und kenne sie nur als eine der Freundinnen oder vielleicht auch Kundinnen von Dilan, von dem er wisse, dass er mit Cannabis deale.

In der Nacht sei es dann auch zum sexuellen Kontakt zwischen ihm und Lola gekommen, sie habe bei ihm übernachtet und gegen neun Uhr seine Wohnung wieder verlassen. Er selbst habe erst mittags zur Arbeit gemusst und bis dahin seine Wohnung nicht verlassen. Er beschrieb Lola als etwa 30 bis 35 Jahre alt, sie sei 1,65 Meter groß, schlank, sportlich, mit großen braunen Augen und sehr langem vollem Haar. Sie habe Jeans, einen Hoodie und Turnschuhe getragen und eine olivfarbene Reisetasche dabeigehabt. Wohin sie morgens um neun gegangen sei, wusste er nicht. Auch habe er nicht in die Reisetasche geschaut oder gefragt, was darin sei. Man habe sich schließlich noch nicht lange gekannt. Ohnehin habe er kaum über die Tasche nachgedacht und wohl angenommen, dass sie ihre Sachen von ihrem Ex mitgenommen habe. Es sei ein schöner Abend gewesen, sie habe nicht sonderlich traurig über die Trennung gewirkt, sondern sei ausgelassen und charmant gewesen.

Die weitere Befragung der Anwohner ergab, dass am Morgen eine dunkelhaarige Frau zwischen 25 und 40 aus dem Haus gerannt war. Eine Zeugin gab an, die Person habe Jeans und Turnschuhe getragen und eine größere Tasche, wahrscheinlich eine Sport- oder Reisetasche, bei sich gehabt. Schnell wurde eine Fahndung nach Lola Zapatero eingeleitet, die binnen weniger Stunden am Frankfurter Hauptbahnhof gefasst werden konnte.

In der Reisetasche der Verdächtigen befanden sich diverse bemerkenswerte Gegenstände: ein Saufänger mit starken Blutanhaftungen, die dazugehörige Quittung, ausgestellt von einem Frankfurter Jagdgeschäft zwei Monate vor der Tat, sowie mehrere Kabelbinder, ein Skalpell, ein Hammer, zwei Rasiermesser, eine Augenbinde, Klebeband und ein Elektroschocker. Die Kombination dieser Gegenstände ließ die Vermutung zu, dass hier ein Martyrium vorbereitet worden war und das Opfer einen langsamen Tod sterben sollte. Außerdem fand man einen Umschlag, der an einen gewissen Heinrich Schmitz adressiert war, den Mann von Lola Zapateros Tante Isabella. In dem Umschlag steckte eine DVD, die ein Video von Lola zeigte, in dem sie über ihre Kindheit in Argentinien, den erlittenen sexuellen Missbrauch, das katastrophale Verhältnis zu ihrer Mutter Sofia Schwarz und ihren abgrundtiefen Hass auf die ganze Familie mütterlicherseits berichtete.

Lola Zapatero räumte die Tötung des Dilan Kaya sofort und ohne Umschweife ein und gab zu, ihn mit dem Saufänger erdolcht zu haben. Bei einem Saufänger handelt es sich um einen zweiseitig geschliffenen Dolch, der zum Erlegen von Schwarzwild verwendet wird und dessen Anblick keinen Zweifel daran lässt, dass ein Angriff damit rasch tödlich enden kann. Doch warum erstach

Lola Zapatero ihren Drogendealer? Gab es einen Zusammenhang zum Video und zu ihrer Hassrede auf die eigene Familie? Und welche Rolle spielten ihr ehemaliger Lebensgefährte Timur Yilmaz und die Tatsache, dass sein Autolack kürzlich zerkratzt worden war? Und vor allem: Was bringt eine Frau dazu, eine Art mobiles Folterköfferchen zu packen?

So einfach in diesem Fall die Feststellung der Täterschaft war, so kompliziert war die Geschichte Lola Zapateros, die sich letztlich wegen Mordes vor Gericht verantworten musste. Lola Zapatero war in La Plata in der Provinz Buenos Aires geboren worden und dort aufgewachsen, bis sie im Alter von 13 Jahren mit ihrer Mutter nach Frankfurt kam. Dort machte sie das Abitur und arbeitete zeitweilig als Fremdsprachensekretärin in einer großen Firma. Die Staatsanwaltschaft sah sehr schnell die Notwendigkeit einer forensisch-psychiatrischen Begutachtung, denn Lola Zapatero berichtete, dass sie als Kind sexuell missbraucht worden und ihre Mutter gewalttätig gewesen war, dass sie seit Jahren Drogen nahm und auf eine Essstörung und mehrere Selbstmordversuche zurückblickte.

Ich übernahm den Auftrag und bekam zunächst eine Kopie der kompletten Ermittlungsakten, um mich in den Fall einzuarbeiten. Fotos vom Tatort zeigten großflächige Blutspuren in Spritz- und Wischmustern im Wohnungsflur und im Treppenhaus, die von einem recht dynamischen Geschehen zeugten. Außerdem sah ich Aufnahmen der Blutspur auf der Straße, des Leichnams und der Obduktion in der Rechtsmedizin. Wie es typisch ist für den Tod durch Verbluten, waren die inneren Organe des Opfers stark abgeblasst.

Erstaunt war ich von der Tatwaffe: Ein Saufänger zeugt von Entschlossenheit. In meinem beruflichen Leben war ich schon mit vielen Delikten befasst und hatte immer wieder mit Täterinnen und Tätern zu tun, bei denen das Messer quasi zur Grundausstattung gehörte. Wenn sie gewalttätig werden, ist die Tat mal mehr, mal weniger sorgfältig geplant, und mal eskaliert die Begegnung zwischen Täter und Opfer rein zufällig. Wer aber einen Saufänger einsteckt, bevor er sich auf den Weg zu jemandem macht, der wird kaum glaubhaft machen können, dass er die Dinge auf sich zukommen lassen wollte.

Für die Vorbereitung einer gutachterlichen Untersuchung ist es natürlich wichtig, die Akten zu kennen. Bei Gutachten zur Schuldfähigkeit sind das die Ermittlungsakten und – wenn es Vorstrafen gibt – auch die Akten aus den früheren Verfahren, damit man konkret auf frühere biografische Ereignisse eingehen kann und gegebenenfalls sich wiederholende Handlungsmuster erkennt. Bei Prognosegutachten gehören außerdem die Strafvollstreckungsakten und die Gefangenenpersonalakten dazu beziehungsweise die Krankenakten einer Forensischen Psychiatrie, falls der Straftäter in eine solche Klinik eingewiesen wurde. Man arbeitet alle Aussagen durch und prüft, ob in verschiedenen Beschuldigtenvernehmungen zu unterschiedlichen Zeitpunkten unterschiedliche oder sich widersprechende Angaben gemacht wurden.

Bevor ich den Täter oder die Täterin besuche, kläre ich ab, ob er oder sie überhaupt willens ist, mit mir als Sachverständiger zu sprechen. Lola Zapatero war es, aber es gibt natürlich auch Fälle, in denen der- oder diejenige aus unterschiedlichen Gründen nicht mit dem Gutachter reden will oder auf Anraten des Verteidigers nicht reden soll. Das kann damit zusammenhängen, dass der Verteidiger die Wahl des Sachverständigen nicht gutheißt, aber auch daran, dass er es aus strategischer Sicht für sinnvoller hält, wenn sein Mandant schweigt. Ich habe mir angewöhnt, im Vorfeld Kontakt mit dem Verteidiger oder der JVA aufzunehmen, um zu fragen, ob sich der oder die Beschuldigte explorieren lassen wird. Das erspart mir unnötige Fahrten und dem Probanden unnötige Verärgerung.

Der Sachverständige muss das Gutachten erstellen, egal, ob die Person nun mit ihm sprechen will oder nicht – was natürlich nicht einfach ist. Es ist geradezu so, als müsste man mit verbundenen Augen einen Maßanzug für eine Person anfertigen, die eine wattierte Winterjacke trägt. Bei einer solchen Versuchsanordnung ließe sich wohl erkennen, wo sich der Kopf, der Rumpf und die Beine befinden, mehr aber nicht. Immer wieder habe ich die Erfahrung gemacht, dass auch noch so gut geführte Akten den eigenen Eindruck und den unmittelbaren Kontakt nicht ersetzen können. Ebenso wenig sinnvoll ist es, sich auf schriftliche Antworten zu stützen, da sie meist mit deutlicher Unterstützung der Anwälte entstanden sind. Das mag zwar verteidigungsstrategisch sinnvoll sein, verfälscht aber das Bild. Wenn es um die Rahmenbedingungen geht, die man als Gutachter braucht, um vernünftige Arbeit abzuliefern, dann müssen Aktenstudium und eigene Exploration zusammenkommen.

In diesem Fall war beides gegeben, denn Lola Zapatero entschied sich für ein Gespräch. Insgesamt kamen 20 Gesprächsstunden zusammen, in denen sie über ihre wechselhafte und dichte Biografie berichtete. Das ist für ein Gutachten durchaus viel, obwohl ich hin und wieder den Einwand höre, man könne in dieser Zeit doch unmöglich eine ganze Person und ein ganzes Leben erfassen. Gewiss nicht, aber wenn man weiß, wonach man fragen muss, kann man recht viel über die biografische und persönliche Entwicklung eines Menschen erfahren, über seine Art zu kommunizieren und Bindungen aufzubauen, über seine Motive und Einstellungen, seinen Interaktionsstil und seine Fähigkeiten zur Emotionsregulation. Eine Gutachtenexploration ist kein Therapieprozess, das sollte nicht vergessen werden.

Zur Vorbereitung auf das Gespräch mit Frau Zapatero las ich in den Akten, dass sie während der langen Vernehmungen stets konzentriert gewesen sei und sich an Einzelheiten sehr gut habe erinnern können. Den Kripobeamten gegenüber gab sie an, dass sie eigentlich geplant hatte, Dilan Kaya vor seinem Tod zu foltern. Dass die Tötung so rasch und so abrupt erfolgte, sei nicht ihre Absicht gewesen, sondern den dynamischen Umständen der Tat selbst geschuldet. Nach dem Motiv befragt, erklärte sie, dass er sie erniedrigt habe, aber ansonsten schwieg sie dazu beharrlich. Anschließend, so sagte sie, habe sie sich selbst töten wollen. Den Nachbarn Robert Grünberg habe sie einzig aus dem Grund aufgesucht, um unter einem Vorwand ins Haus zu kommen, sich am nächsten Morgen im Treppenhaus zu verstecken und

Dilan Kaya auflauern zu können. Dieser Teil des Plans hatte offenkundig funktioniert.

Die Mutter von Frau Zapatero, Sofia Schwarz, gab deutlich zu verstehen, dass das Verhältnis zwischen ihr und ihrer Tochter immer schwierig gewesen sei. Erst vor wenigen Jahren habe sie von Lola erfahren, dass diese in Argentinien über Jahre von einem Nachbarn sexuell missbraucht worden sei. Allerdings sei es ihr selbst in der Kindheit nicht anders ergangen, so sei es eben. Sie wisse also, was Lola durchgemacht habe. Zwischenzeitlich habe sie in Deutschland daran gedacht, ihre Tochter in ein Heim für schwer erziehbare Mädchen zu geben, es dann aber doch unterlassen, aus Sorge um ihren Ruf. Im Grunde habe sie Lola bei ihrem Umzug nach Deutschland gar nicht mitnehmen wollen, aber die Großeltern und auch der leibliche Vater hätten damals signalisiert, kein Interesse an der Erziehung des Mädchens zu haben. Ihre Tochter sei emotional sehr wechselhaft, phasenweise wohl auch depressiv. In der Jugendzeit habe sie zeitweilig unter Essstörungen gelitten. Sie glaube, das sei jetzt vorbei. Drogen nehme die Tochter gelegentlich.

Auf der DVD berichtete Frau Zapatero, in ihrer Heimatstadt La Plata vom achten bis elften Lebensjahr von einem Nachbarn mehrfach in der Woche sexuell missbraucht worden zu sein. Mit elf Jahren sei sie in die Pubertät gekommen, habe sich körperlich sehr rasch entwickelt, und der Nachbar habe das Interesse an ihr verloren. Sie selbst habe sich bereits als kleines Mädchen vorgestellt, später als Prostituierte zu arbeiten, um sich Männer gefügig zu machen und sie zu kontrollieren.

Argentinien sei ein Land des Machismo. Frauen dürften nicht Nein sagen, lernten nur, alles zu schlucken.

Von ihrer Mutter habe sie in ihrer Kindheit sehr häufig Prügel bekommen. Das habe erst in Deutschland aufgehört, weil die Mutter gesehen habe, dass die Erziehung der Kinder hier gewaltfrei ablaufe. Sie hasse ihre Mutter, und sie hasse Männer, aber gleichzeitig wünsche sie sich eine liebevolle Beziehung. Tiefe Verachtung verspürte Frau Zapatero auch für die Schwester ihrer Mutter, die Tante Isabella, die nur auf sozialen Status und Prestige achte. Ihren Onkel Heinrich, den Ehemann ihrer leiblichen Tante, mochte sie dagegen sehr, und die DVD diente neben der Dokumentation einer Art Lebensbeichte wohl vor allem dazu, ihre Tante schlechtzumachen und einen Keil zwischen die beiden Eheleute zu treiben.

Interessanterweise fand sich noch eine Beiakte einer nur wenige Wochen zurückliegenden Strafanzeige, die ihr Lebensgefährte Timur Yilmaz aus Frankfurt-Bonames gegen Frau Zapatero gestellt hatte. An seinem Geburtstag habe sie ihm eine SMS geschickt, in der stand, dass sie eine hübsche Überraschung für ihn habe. Als er dann zu seinem Auto gegangen sei, habe er festgestellt, dass jemand die Worte »I love every cunt« in den Lack geritzt hatte.

Auch Timur Yilmaz wurde als Zeuge vernommen und erklärte, über einige Monate eine Beziehung mit Frau Zapatero gehabt zu haben. Sie habe eine Zeit lang bei ihm in Bonames gewohnt, sich aber tagsüber, wenn er gearbeitet habe, vor allem bei ihren Freunden aus der Drogenszene aufgehalten. Das Verhältnis sei nach wenigen glücklichen Wochen rasch sehr schwierig und sehr konflikthaft geworden. Immer wieder habe sie ihn aus heiterem Himmel mit Vorwürfen überhäuft. Er habe sich eigentlich ein normales, geordnetes Leben mit Frau Zapatero gewünscht. Kennengelernt habe er sie in dem Baumarkt, den er leite; sie habe dort in der Buchhaltung gearbeitet. Als ihre Beziehung dann enger wurde, habe man gemeinsam beschlossen, dass sie ihre Arbeit dort aufgebe, und eigentlich habe er erwartet, dass sie sich woanders eine Anstellung suche, das sei aber nicht geschehen. Warum sie immer wieder Streit gesucht habe, könne er sich nicht erklären. Gewalt habe es in der Beziehung nicht gegeben. Vor wenigen Tagen sei sie endgültig bei ihm ausgezogen.

Herr Yilmaz zeigte den Beamten seinen E-Mail-Verkehr mit Frau Zapatero, die ihm in den letzten Wochen verschiedene hasserfüllte Nachrichten geschickt hatte:

> »Ich schau mir gerade das Bild von deiner Ex-Frau und dir auf deinem Sekretär an. Ihr seht so glücklich aus. Mit mir warst du nie glücklich. Wahrscheinlich, weil du mich nicht jeden Tag ficken durftest ...«

Oder sie schrieb:

> »Frauen, die was mit dir anfangen, sind doch lebensmüde. Wenn ich mir nicht so scheißegal wäre, dann wäre ich nie mit dir zusammengekommen. ... Ich bin eine dreckige Schlampe. Das ist es doch auch, was du wolltest. Oder glaubst du, andere Frauen lassen sich von dir Fettsack bumsen?«

Und an anderer Stelle hieß es:

> »Du wirst dir noch wünschen, dass du mich nie kennengelernt hättest. Du hast mich zerstört. … Warum antwortest du nicht auf meine Mails? Glaubst du, du hast das nicht nötig? Unterschätz mich nicht. Ich werde mit dir machen, was du mit mir gemacht hast.«

Schon die Akte machte deutlich, dass Frau Zapatero eine Frau mit zahlreichen psychischen Problemen, einer sehr schwierigen Vorgeschichte und vor allem einem überbordenden Hass auf sich selbst war, der sogar noch größer war als der Hass auf alle anderen Personen, denen sie per E-Mail nachstellte oder die sie im Video beschimpfte. Dieser Eindruck sollte sich in den Gesprächen, die ich mit ihr führte, bewahrheiten. Das eigentliche Motiv für den Mord an Dilan Kaya aber blieb in der Exploration mehr als fraglich. Erst in der Gesamtschau wurde deutlich, warum dieser Mann sterben musste.

Ich traf Lola Zapatero an vier Tagen zu je fünfstündigen Terminen. Sie war eine recht kleine, sportlich und kräftig wirkende Frau, die ihr dichtes, langes dunkles Haar mal offen trug und es dann wieder, zum Teil während des Gesprächs, mit einem Haarband zu einer Art Dutt zusammendrehte. Sie war sehr intelligent, eloquent und temperamentvoll. Ihre Emotionen wechselten von bitterer Ironie zu abfälliger Gehässigkeit oder trauriger Verzweiflung, in die sich immer wieder große Wut mischte.

Sie berichtete, 1978 in La Plata, der Hauptstadt der Provinz Buenos Aires in Argentinien, als Einzelkind zur

Welt gekommen zu sein. Ihre Mutter war bei ihrer Geburt 20 Jahre alt und studierte Germanistik an der Universität, wo sie Juan Zapatero kennenlernte, von dem sie alsbald schwanger wurde. Lolas Vater stellte sich als offenkundig zu jung und zu unreif für eine Ehe und Familiengründung heraus, floh in Drogen- und Alkoholkonsum. An seiner Tochter hatte er kein Interesse, und so ließ er die junge Mutter, auch sie gänzlich überfordert mit dem frühen Nachwuchs und unglücklich über die Entwicklung ihres Mannes, sitzen.

Wenngleich Frau Zapatero erklärte, dass es in Argentinien keineswegs ungewöhnlich sei, mit 20 schwanger zu werden, hatte sie doch den Eindruck, nie ein Wunschkind gewesen zu sein. Dass Nachwuchs ins Haus stand, wurde von allen Familienmitgliedern eher gleichmütig hingenommen, so, wie man sich im Sommer auf Hitze oder Gewitter einstellt, weil man ohnehin mit dem fertigwerden muss, was ist.

Sofia Zapatero lebte mit ihrer kleinen Tochter bei ihren Eltern, gab das Studium auf, ließ sich zur Sekretärin ausbilden und arbeitete dann dank ihrer guten Deutschkenntnisse als Fremdsprachensekretärin in einer international agierenden Firma. Das Kind überließ sie tagsüber den Großeltern, die mehrere Geschäfte für Lederwaren betrieben und ebenfalls wenig Zeit für die Enkeltochter hatten. Zu Sofias älteren Brüdern Rodrigo und Ernesto gab es keinen Kontakt. Rodrigo war in die USA ausgewandert und dort Kameramann bei einem TV-Sender geworden. Über Ernestos Verbleib wusste man wenig, er hatte sich offenbar mit den falschen Leuten eingelassen und war eines Tages einfach verschwunden. Sofias Schwester Isabella zog, als Lola acht Jahre alt war, nach Deutschland, um ihren Freund Heinrich zu heiraten – jenen Mann, an den das Video adressiert war.

Lola beschrieb sich als wildes Kind, das nicht dem Bild des braven, adretten Mädchens entsprach, das in Südamerika gepflegt werde. Sie spielte mit Jungs Fußball und prügelte sich, machte sich nichts aus schönen Kleidern und spielte nicht mit Puppen, da ihr die Vorstellung, Mutter zu sein, schon von früher Kindheit an zuwider gewesen sei. Im Grundschulalter habe sie außerdem angefangen zu klauen – Süßigkeiten oder Nippesfiguren, die ihr gefielen.

Obwohl Juan Zapatero keine Anstalten machte, sich um seine Tochter zu kümmern, und nicht einmal zum Geburtstag eine Karte schickte, anrief oder gar ein Geschenk für seine Tochter hatte, bestand die Mutter darauf, dass das Kind Kontakt zu ihm hielt, und brachte es mehrmals im Jahr für ein paar Tage zu ihm. Lola Zapatero schilderte, dass sie sich gut an den ratlosen und letztlich fremden Mann erinnern konnte, der dem Mädchen zwar freundlich, aber auch unverbindlich gegenübertrat, es vor den Fernseher setzte, ein paar kleine Unternehmungen mit ihm und seiner neuen Freundin machte, aber auch immer erleichtert schien, wenn seine Tochter wieder abgeholt wurde.

Irgendwann lernte die Mutter in der Firma, in der sie arbeitete, einen Mann, Ullrich Schwarz, kennen und verliebte sich in ihn. Als dieser nach zwei Jahren nach Deutschland zurückkehrte und zugleich signalisierte,

Sofia heiraten zu wollen, beschloss Lolas Mutter, Argentinien zu verlassen und ihm nachzufolgen. Lola war zu diesem Zeitpunkt zwölfeinhalb Jahre alt, und nun versuchte die Mutter, ihre Tochter dauerhaft bei den Großeltern unterzubringen, was diese, selbst gerade erst 54 Jahre alt, eindeutig ablehnten. Sofia Zapatero besuchte ihren Exmann und bat ihn, die Tochter für das letzte Drittel der Jugendzeit zu übernehmen, aber er lehnte ebenfalls ab. Ein Grund dafür war, wie Lola schließlich sehr viel später erfuhr, dass der Vater sich von seiner Freundin getrennt hatte und zu Sofia zurückkehren wollte, diese ihn aber zurückwies.

Lola Zapatero schilderte im Gespräch sehr präzise, wie sie als Kind mitbekam, dass die Mutter mit dem neuen Eheglück vor Augen kein Interesse hatte, das im Umgang schwierige, wenn auch kluge Kind nach Deutschland mitzunehmen, und dass auch die Großeltern, die ihr zwar stets liebevoll und wohlwollend gegenübertraten, es ablehnten, sich um sie zu kümmern. Einmal hörte sie mit, wie ihre Mutter zu ihrem Vater sagte: »Lola ist schließlich deine Tochter! Mein Problem ist das nicht!« Das sei für sie ein »Stich ins Herz« gewesen.

Hier weinte Frau Zapatero zum ersten Mal. »Ich habe immer Angst gehabt, dass Menschen mich im Gedächtnis behalten.« Ich fragte nach, ob ich das richtig verstanden hatte, aber sie bestätigte, dass ihr die Vorstellung, Menschen könnten sich an sie erinnern, missfiel. »Das hat mir Angst gemacht. Ich habe immer gedacht, man hält mich für besser, als ich bin. Aber bei den Menschen, bei denen ich einen guten Eindruck machen wollte, habe ich komplett versagt. Meine Mutter hat mir erzählt, mein Vater wollte unbedingt ein Mädchen haben. Er ist dann aber abgehauen. Warum ist er nicht dageblieben?« Von Kindesbeinen an habe sie sich als »Verbrecherin« gefühlt, als durch und durch schlecht, als Störfaktor für alle. Einmal habe eine Schulfreundin ihr gesagt, sie freue sich, wenn sie sie sehe. Sie wisse noch, dass sie daraufhin vollkommen ratlos gewesen sei: Wie könne sich jemand über sie freuen, wo sie doch nur aus Schlechtigkeit bestehe?

Bald stand fest, dass die Tochter die Mutter nach Deutschland begleiten würde. Bei ihrer Abreise habe sich der Vater schließlich in Tränen aufgelöst gezeigt. Eine Szene, die Lola Zapatero mir gegenüber als »Theater mit Krokodilstränen« bezeichnete, denn ihr war später, als sie den Gesamtzusammenhang kannte, klar geworden, dass die Trauer eigentlich nicht ihr, sondern ihrer Mutter galt, zu der zurückzukehren der Vater immer noch gehofft hatte.

Ihre Kindheit in La Plata schilderte Frau Zapatero als geprägt von zwei sich über Jahre hinziehenden traumatisierenden Faktoren: die massive körperliche Gewalt durch die Mutter und der im Alter von acht Jahren beginnende sexuelle Missbrauch durch einen Nachbarn. Sofia Zapatero gestand später in der Gerichtsverhandlung unter Tränen, dass sie die Tochter in ihrer Kindheit und frühen Jugend oft und heftig verprügelt hatte. Es sei ihr damals als einzig wirksame Erziehungsmethode erschienen, und sie habe Kleiderbügel, Besenstiele, Schuhe, Gürtel und andere Utensilien benutzt, um auf die störrische Tochter einzudreschen, die früh mit Ladendiebstählen aufgefallen sei, Geld aus ihrem Portemonnaie genommen und nicht auf sie gehört habe. Erst heute sei ihr klar, dass das ein Fehler gewesen sei und ihre Tochter mehr Liebe gebraucht hätte, als sie als enttäuschte junge Mutter geben konnte. Auch ihre ältere Schwester habe ihr damals geraten, dem schwierigen Mädchen klare Grenzen aufzuzeigen und sich durchzusetzen. Sie räumte ein, mit ihrer Tochter im Grunde nie liebevoll umgegangen zu sein, und hoffe, das heute wiedergutmachen zu können. Sie wolle ihre Tochter um Verzeihung bitten. Lola Zapatero wischte sich bei dieser Szene im Gerichtssaal eine Träne aus dem Auge, sah ihre Mutter aber mit einem deutlichen Ausdruck der Verachtung an.

Schon während des ersten Gesprächs wurde deutlich, dass das vereinsamte Kind im Elternhaus keinen Raum des Schutzes und des Vertrauens gefunden hatte, in dem es sich etwa wegen der Übergriffe des Nachbarn hätte erklären können. Der Täter war ein älterer Mann, der das Mädchen mit Süßigkeiten und kleinen Geschenken lockte, es erst zu sexuellen Handlungen und bald auch zum Geschlechtsverkehr zwang. Das Mädchen wurde zeitweilig wieder zur Bettnässerin, ein weiterer Grund für Prügelattacken der Mutter, ohne dass sie der Ursache auf den Grund gegangen wäre. Frau Zapatero schilderte, dass sie schon damals das Gefühl entwickelt habe, Macht über Männer zu besitzen und daraus womöglich einmal materielle Vorteile schlagen zu können. Sie habe sich dem Täter überlegen gefühlt und sich vorgestellt, als erwachsene Frau den Spieß umzudrehen. Mit elf Jahren habe sie den Wunsch gehegt, Prostituierte zu werden.

Lola Zapatero berichtete außerdem, dass sie zwar stets eine gute Schülerin war, von ihren Klassenkameraden aber gehänselt wurde. Irgendwann habe ihr jemand die Bedeutung ihres Namens erklärt, der von Dolorosa komme, die Schmerzensreiche. Sie habe zwischen ihrem Namen und ihrem kindlichen Unglücklichsein eine Verbindung hergestellt und gedacht, sie könne wohl nichts anderes sein als unglücklich. Die erlittenen Qualen – die Prügel der Mutter, der Missbrauch durch den Nachbarn, Einsamkeit und Vernachlässigung – sah sie als Ausdruck der Tatsache, dass sie von Grund auf schlecht sei. Sie bestehe aus Schlechtigkeit, und der zu ertragende Schmerz sei die gerechte Folge.

Als Lola Zapatero dann mit 13 Jahren nach Frankfurt kam, besuchte sie ein Gymnasium und brachte zunächst auch hier wieder sehr gute Leistungen, ohne dass sie sonderlich viel für die Schule lernen musste. In Deutschland merkte sie, dass das Verhältnis von Lehrern zu Schülern hier ebenso anders war wie das Verhältnis von Eltern zu Kindern und dass in dem Mittelschichtsmilieu, dem die neuen Mitschüler entstammten, ein eher partnerschaftlich-freundschaftlicher Ton gepflegt wurde. Einerseits sehnte sich Frau Zapatero nach einem Familienklima, wie sie es nun erlebte, auf der anderen Seite schienen ihr die gleichaltrigen Jugendlichen eines deutschen Gymnasiums ziemlich kindlich und einfältig im Vergleich zu den Erfahrungen, die sie selbst in der Kindheit gemacht hatte.

Die mütterlichen Prügelattacken hörten in Deutschland allmählich auf, jedoch nicht, weil sich das Verhältnis zwischen Mutter und Tochter gebessert hätte: Lola stahl weiterhin, unter anderem beklaute sie ihren Stiefvater, mit dem sie sonst eigentlich gut zurechtkam. Dass Sofia Zapatero weniger gewalttätig war, führte Lola im Gespräch mit mir darauf zurück, dass die Mutter sich dem aufgeklärten Umfeld anpasste und vor ihrem neuen Ehemann nicht als prügelnde Megäre erscheinen wollte.

Die frisch geschlossene Ehe hielt allerdings nur drei Jahre. Auch dafür gab Lola Zapatero sich die Schuld, denn die Probleme zwischen Mutter und Tochter hatten nicht zuletzt die Beziehung der Eheleute belastet. Nach dieser Trennung habe die Mutter zeitweilig versucht, etwas mehr Kontakt zu ihrer Tochter zu bekommen. »Als sie sich von Ullrich Schwarz trennte – oder besser gesagt: er trennte sich von ihr –, da wollte sie öfters mit mir ins Kino gehen. Auf einmal! Dabei ging es ihr nicht darum, mit mir etwas zu machen, sondern ich sollte nur ihre Einsamkeit füllen ... Es ist schlimm, dass ich das sage, und ich wünschte, es wäre nicht so, aber ich hasse meine Mutter!« Als Jugendliche habe sie sogar wiederholt den Gedanken gehabt, die Mutter zu erstechen. »Einmal stand ich mit einem Messer in der Küche hinter ihr, als sie einen Braten in den Ofen schob. Da hätte ich zustechen können, zack! In den Rücken. Aber ich habe es dann doch nicht getan. Ich weiß nicht, warum ...« Die Mutter habe es zwar nicht bemerkt, aber der Gedanke sei immer wieder da gewesen.

Bald begann sie, die Schule zu schwänzen, mit anderen Jugendlichen auf der Straße herumzuhängen und Drogen zu nehmen, wobei die Noten erst nach der Mittelstufe deutlich schlechter wurden. Die Mutter erwog, Lola in ein Heim zu geben, unterließ es dann aber wohl vor allem, wie ihre Tochter vermutete, weil es ihr als Zeichen des Scheiterns erschienen wäre. Ab dem 14. Lebensjahr hatte Frau Zapatero eine Vielzahl von kurzfristigen sexuellen Beziehungen: zu Mitschülern, zu Freunden ihrer Mitschüler und zu Freunden von Freunden ihrer Mitschüler. Einer dieser Jungs verliebte sich in das kluge Mädchen und ging sehr wertschätzend mit ihm um. Das irritierte Lola Zapatero derartig, dass sie anfing, ihn zu beschimpfen und zu drangsalieren, ja, ihn bewusst zu erniedrigen, weil sie sich selbst dieser Zuneigung als unwürdig empfand. In der Oberstufe begann sie eine sexuelle Affäre mit einem Lehrer, der seine Stelle verlor, als die Sache aufflog.

Dass Frau Zapatero trotz beträchtlicher Fehlzeiten dennoch das Abitur knapp schaffte, bezeichnete sie selbst in der Rückschau als großes Glück und als sehr verwunderlich. Durch ihre höfliche und aufmerksame Art, die sie in der Schule den Lehrern gegenüber stets beibehielt, war man der aufgeweckten und nach außen selbstbewusst erscheinenden jungen Frau mit ihrer vitalen Ausstrahlung sehr gewogen.

Lola Zapatero berichtete, dass sie nach dem Abitur bei einem Freund eingezogen sei. »Ich habe dann erst mal meine Sturm-und-Drang-Zeit gehabt und viele Drogen genommen. Es war mir alles scheißegal. Eigentlich wollte ich ja Kosmetikerin werden, aber meine Mutter war strikt dagegen und meinte, mit Abitur muss man studieren. Ich sei ja nicht dumm, sondern in der Schule nur zu faul gewesen. Und Kosmetikerin sei unter dem Niveau der Familie. Tja, dann habe ich halt erst mal gar nichts gemacht und nur ab und zu etwas gejobbt. Irgendwann dachte ich, so geht das nicht weiter. Dann habe ich eine Ausbildung im kaufmännischen Bereich angefangen und bin schließlich Sekretärin geworden. Ich habe mich von Johannes, meinem damaligen Freund, getrennt und bin von Frankfurt nach Hamburg gezogen.

Ich habe eine Zeit lang keine Drogen mehr genommen, und eigentlich war das eine schöne Zeit. Aber irgendwie habe ich es nicht ausgehalten, dass es mir so gut ging. Ich habe wieder angefangen mit Drogen, eigentlich mehr aus dem Gedanken heraus, mir selbst damit zu schaden. Und dann bin ich depressiv geworden, habe mir das Leben nehmen wollen, habe versucht, mir die Pulsadern aufzuschneiden. Das hat aber nicht geklappt, ich hab quer geschnitten. Vielleicht wollte ich es auch nicht ernsthaft.

Dann habe ich gedacht, ich könnte zurück nach Argentinien, mich in Buenos Aires in Gefahr begeben und dort vielleicht umgebracht werden. Aber das ist ja auch lächerlich. Ich bin trotzdem nach Argentinien geflogen, habe einige Zeit dort gelebt, gejobbt, meinen Vater besucht, und der hat mir wieder vorgehalten, ich würde aussehen wie eine Nutte ... Ich habe mir Drogen besorgt und hatte vor, meinen Vater damit umzubringen, ihm irgendwas unterzujubeln, aber dann habe ich mir gedacht, das ist der gar nicht wert. Der ist nicht mal die Drogen wert.«

Sie habe sich oft gefragt, ob sie in einem früheren Leben irgendetwas falsch gemacht habe. Die Buddhisten gingen ja davon aus, dass man im gegenwärtigen Leben Karmapunkte ansammele und so über sein Schicksal im nächsten bestimme. »Vielleicht bin ich ja ein Diktator oder Massenmörder gewesen oder jemand, der Kinder gequält hat, sodass ich jetzt dieses Scheißleben hier habe.« Frau Zapatero lachte bitter.

In Bezug auf Geschlechterrollen habe sie Argentinien als rückständig erlebt. Frauen seien entweder Heilige oder Huren. Eine Frau, die mit Männern Kontakt habe, sei automatisch eine »Nutte«, nichts anderes als ein beliebig verfügbarer Gebrauchsgegenstand. Das habe ihrem Selbstbild entsprochen, dem Gefühl, nichts wert zu sein. Nach ihrer Rückkehr nach Argentinien habe sie sich gelegentlich prostituiert. Sie habe damit ein Gefühl der Macht über Männer verbunden, sich aber gleichzeitig schäbig gefühlt.

Frau Zapatero erzählte auch, dass sie es genossen habe, als sie in der Pubertät einen weiblichen Körper bekam, weil sie dadurch Macht über Männer verspürt habe. Sie habe die körperliche Reifung sehr rasch durchlaufen und es gemocht, wenn Männer ihr nachgeschaut hätten. Gleichzeitig habe sie tiefe Verachtung für diese Männer empfunden: Wer sie begehre, könne nur ein Idiot sein.

In Argentinien entwickelte Frau Zapatero schließlich eine Essstörung und kehrte daraufhin nach Hamburg zurück, wohnte bei wechselnden Partnern und zog mit 25 Jahren wieder nach Frankfurt, hatte verschiedene Jobs als Sekretärin, konsumierte am Wochenende Drogen und unterhielt weiterhin flüchtige Beziehungen zu ehemaligen Freunden und neuen Bekanntschaften.

Schließlich, ungefähr acht Monate vor dem Mord an Dilan Kaya, lernte sie Timur Yilmaz kennen. Timur

Yilmaz war Leiter eines großen Baumarkts, hatte sie in der Buchhaltung eingestellt und sich binnen kurzer Zeit in die attraktive und resolut auftretende Frau verliebt, die ihre Arbeit auch gut erledigte. Timur Yilmaz war ein gepflegter und bürgerlich situierter Mann, seit Kurzem geschieden und auf der Suche nach einem neuen Glück, das zu seinem geordneten Leben in Bonames passte. Aber die tief in Frau Zapatero verankerte Dynamik der Selbstentwertung und des Selbsthasses, die in ihren Beziehungen zu Männern immer zutage getreten war, zeigte sich auch hier.

Timur Yilmaz entsprach nicht ihrem Typ. Er war korpulent, warmherzig, kein schillernder Mann, sondern bodenständig, vernünftig, klar, auf der Suche nach Zuwendung, allerdings ohne große Menschenkenntnis, wie man wohl annehmen muss. Frau Zapatero verachtete ihn von jenem Moment an, da sie sein Interesse und Begehren wahrnahm. Gleichwohl ließ sie sich umwerben und ging schließlich eine Beziehung mit ihm ein. Sie zog in seine Wohnung und gab ihren Job auf, doch nach ersten harmonischen Wochen begann sie sich in der beschaulichen Umgebung zu langweilen. Fortan verbrachte sie ihre Tage mit den alten Drogenbekanntschaften in Frankfurt, kam nachts spät Hause, um ihrem neuen Freund zu signalisieren, welche Autonomie sie für sich in Anspruch nahm, und inszenierte zunehmend Anlässe für Streitigkeiten. Empört reagierte sie auf seine Fragen, ob sie parallel andere sexuelle Kontakte pflege und wie viele Männer sie vor ihm gehabt habe, erklärte, das gehe ihn nun gar nichts an.

Bevor sie die Beziehung mit Timur Yilmaz anfing, den sie, wie gesagt, gänzlich unattraktiv fand, beschloss sie, eine Art »Probesex« mit ihrem damaligen Drogendealer Dilan Kaya durchzuführen, denn auch er war ein Mann von korpulenter Statur. Sie erläuterte mir ausführlich, dass sie ausprobieren wollte, wie »das mit fetten, ekligen Männern« sei, um sich auf die Nächte mit Timur Yilmaz vorzubereiten. Sie bot ihm gelegentliche sexuelle Kontakte an, wobei sie ihm nicht den Hintergrund ihrer Avancen verriet und zutiefst beleidigt reagierte, als er ihr im Gegenzug für die sexuellen Dienste Drogen schenken wollte. Sie sei schließlich keine Prostituierte, doch stellte sie zugleich die Forderung auf, er möge ihr einige Hundert Euro für eine neue Waschmaschine geben, was Dilan Kaya jedoch nicht tat. So war auch diese Bekanntschaft ein konfliktbelastetes Unterfangen.

»In den ersten Wochen habe ich mich trotz meines ersten Ekels doch irgendwie in Timur verliebt. Er war nett, er war fürsorglich, er war lieb. Man konnte nichts gegen ihn haben. Ich habe dann gedacht, okay, er ist fett, aber vielleicht ist er doch dein Traummann ... Aber dann habe ich es nicht ausgehalten. Seine ständige Eifersucht, sein Besitzstreben, ich fand es auch öde, da war nichts los, ich wollte mein altes Leben zurück, und er hat mich auch manipuliert, finde ich.

Ich habe wieder mehr gekifft. Unter Cannabis konnte ich mich auch besser von ihm anfassen lassen. Das war mir dann egal. Und dann habe ich so einen Hass auf ihn entwickelt. Ich habe Fantasien gehabt, ihn zu töten oder ihn töten zu lassen. Aber mir fiel niemand ein, den ich hätte fragen können. Außerdem hätte das ja wahrscheinlich Geld gekostet. Und das wär's mir auch nicht wert gewesen … Aber irgendwie überlagerten sich mein Hass auf Dilan, der mich wie eine Nutte behandelte, und mein Hass auf Timur. Die sahen sich auch noch so ähnlich. Irgendwann habe ich gedacht: Nee, das machst du selbst. Wenn schon, dann gönnst du dir das selbst …

Deswegen habe ich angefangen mit Kickboxen, um mich auf einen Kampf vorzubereiten. Ich hab trainiert, bis ich mich beim Training verletzt habe. Ich musste eine Pause machen und war sauer auf mich. Ich habe mir gedacht, so ein Scheiß. Der ist schuld, dass ich dieses verfickte Kickboxen machen muss und dass ich mich verletzt habe und jetzt hier rumsitze, und mein Hass wuchs ins Unendliche … Ich wollte mich nie mit Timur einlassen, mit diesem Fettsack. Den sollten Sie mal sehen! Na ja, werden Sie ja, wenn die Gerichtsverhandlung ist. Da wird er ja auch kommen, denke ich.«

Frau Zapatero rollte mit den Augen und zog die Mundwinkel despektierlich nach unten. »Und dann haben sich die beiden, also Timur und Dilan, immer mehr in meiner Fantasie überlagert. Ich konnte gar nicht mehr trennen, wen ich mehr hasse. Eigentlich habe ich gedacht, dass ich an meinem Geburtstag im Februar Timur töte und anschließend mich selbst. Als ich die Kabelbinder gekauft habe, witzigerweise in dem Baumarkt von Timur, wusste ich noch nicht genau, wozu. Aber ich habe mir dann immer mehr vorgestellt, wie ich Timur fessele, ihm die Augen verbinde und ihn quäle, ihm Schmerzen zufüge, wie er mir Schmerzen zufügt. Dass ich ihn fessele, so wie er mich gefesselt hat, mich eingeschränkt hat, mir meine Freiheit genommen hat in diesem Scheiß-Bonames … Ich wollte ihm in die Haut ritzen.«

»Was hatten Sie mit dem Hammer vor?«, wollte ich nun wissen. Frau Zapatero schwieg. Auch weitere Nachfragen zu den Details der geplanten Folter ließ sie, die sich bis dahin ausgesprochen ausführlich geäußert hatte, unbeantwortet. Stattdessen sagte sie: »Mir ging nur durch den Kopf, dass ich nicht seine Nutte sein will. Es sollte eine Bestrafung sein. Ich habe mir die Tötung vorgestellt … Ich wollte ihm beim Rippenbogen das Messer schräg von unten ins Herz stechen. Ich wollte ihm auch etwas vorkiffen. Meine Idee war, ihm mit dem E-Schocker vor der Wohnungstür aufzulauern, dann zum Bett zu schleifen und dort zu fesseln und zu quälen. Ich wollte dann selbst auch einen Stich ins Herz … ich wollte direkt vor dem Eingang verbluten …« Zwei Monate vor der Tat kaufte Frau Zapatero den Saufänger, von dem sie sicher sein konnte, dass er auch bei sehr korpulenten Personen lebenswichtige Organe treffen würde.

Schließlich ging sie jedoch nicht zu Timur Yilmaz, sondern zu Dilan Kaya, bepackt mit einer ganzen Reisetasche voller Werkzeuge für genau jene Behandlung, die sie in der Fantasie Timur Yilmaz zugedacht hatte. Wie ließ sich das erklären?

Frau Zapatero schilderte eine Amalgamierung, eine Überlagerung der Personen von Timur Yilmaz und Dilan Kaya, die miteinander zu verschmelzen schienen, aber ihre Angaben zum Motiv waren schwammig und wenig fassbar. Es blieb unklar, warum sie Dilan erstochen hatte, und zwar genau auf jene Weise, die sie sich für Timur ausgedacht hatte. Wenn sie ihren Freund erstochen hätte, hätte ich es vor dem Hintergrund ihrer Persönlichkeitspathologie noch leichter einordnen können, aber warum den Dealer?

Um sich Zugang zum Treppenhaus zu verschaffen, klingelte sie beim Nachbarn, der sie, wie sie mit ihrem guten Gespür längst gemerkt hatte, attraktiv fand und der mit sexuellen Avancen leicht zu manipulieren sein würde. Indem sie die Nacht mit ihm verbrachte, gelang es ihr, sich am nächsten Morgen unauffällig im Treppenhaus zu verstecken und gut bewaffnet auf Dilan Kaya zu warten, von dem sie wusste, dass er regelmäßig am späten Morgen das Haus verließ. Bei all diesen Vorbereitungen einschließlich der Bereitschaft, mit dem Nachbarn zu schlafen, nur zu dem Zweck, später problemlos im Treppenhaus verweilen zu können, zeigte sich eine recht ausgeklügelte Vorgehensweise – mit dem einzigen Fehler, dass das Opfer das falsche war. Frau Zapatero verwendete viel Mühe darauf, zu erklären, wie sich die beiden Männer zu einem bösen Gegner vereint hatten, und doch hatte ich das Gefühl, dass irgendetwas ungesagt, ungreifbar, unpassend blieb.

Vor Gericht äußerte Frau Zapatero sich später ausführlich zu ihrer Familie, ihrer Kindheit und biografischen Entwicklung. Einige ehemalige Freunde und Sexualpartner waren geladen, die allerdings recht allgemeine und unverbindliche Aussagen machten. Die Mutter erschien ebenso vor Gericht wie die Tante, die Frau Zapatero als äußerst statusbetont geschildert hatte, offenbar zu Recht, wie sich während ihrer Aussage zeigte. Auch Timur Yilmaz, ein sehr gepflegter, zugänglicher und differenziert wirkender Mann, der nicht recht zur Beschreibung von Frau Zapatero passte, trat auf, sichtlich schockiert darüber, welches Unglück ihm durch Zufall erspart geblieben war.

Als Mutter und Tante vor Gericht auftraten, bestätigte sich die Schilderung von Lola Zapatero, dass in der Familie vor allem auf den äußeren Schein Wert gelegt worden war. Dass innerfamiliär einiges im Argen lag, hatte kaum jemanden gekümmert. Das Kind wurde hin und her geschoben und erlebte zwei massive Kränkungen: die erste durch das frühe Desinteresse des Vaters und die zweite durch den Umstand, dass ihre Mutter sie am liebsten in Argentinien gelassen hätte und nur gezwungenermaßen nach Deutschland mitgenommen hatte. Lola Zapatero war wie ein lästiges Gepäckstück, das mitzunehmen man versprochen hatte, das einen aber eigentlich nur behinderte.

*

Nachdem in der Hauptverhandlung alle Zeugen gehört worden waren, hatte ich als Gutachterin das Recht, die Beschuldigte noch einmal zu befragen. Eines drängte sich mir als logische Konsequenz aus den gesamten Umständen auf, und ich sagte: »Frau Zapatero, ich habe eine Frage an Sie, und Sie wissen, Sie müssen nicht antworten. Wenn ich mir das alles so anschaue, dass Sie zum Beispiel Probesex mit Dilan Kaya hatten als Vorbereitung auf

Timur Yilmaz, dann frage ich Sie jetzt: War die Tötung von Dilan Kaya die Generalprobe für die Tötung von Timur Yilmaz?«

Frau Zapatero stutzte, schwieg, wandte sich ihrem Verteidiger zu und sagte dann: »Darauf möchte ich nicht antworten.« Vor Gericht räumte sie nicht ein, dass Timur Yilmaz ihr eigentliches Ziel war. Ich bin mir aber sehr sicher, dass man mit ihr im Lauf der Therapie und der Prognosegutachten, die anstehen werden, darüber ins Gespräch kommen kann. Solche Zusammenhänge lassen sich häufig erst später besprechen, wenn der Täter oder die Täterin nicht mehr befürchten muss, dass sich Details der Tatüberlegungen auf das Strafmaß auswirken. Im Grunde war der Mord an Dilan Kaya nichts anderes als die raffinierte Erprobung des Saufängers, um herauszufinden, ob die Tötung von Timur Yilmaz gelingen würde.

*

Wie ist es möglich, dass eine intelligente Frau, die doch auch andere Möglichkeiten in ihrem Leben hätte ergreifen können, so handelt? Eine solche lieblose Beziehung zwischen Mutter und Kind befördert das, was Psychiater und Psychologen als »frühe Störung« bezeichnen, eine tief greifende Störung in der Persönlichkeitsentwicklung des Kindes, weil die Mutter aus Gründen, die bei ihr selbst liegen, nicht in der Lage ist, dem Kind Geborgenheit zu vermitteln. Vielmehr wird dem von der Mutter vollkommen abhängigen Säugling beziehungsweise dem Kleinkind die Aufgabe übertragen, den Selbstwert der

Mutter zu bestätigen. Auch Lola war der festen Überzeugung, dass ihre Mutter mit der Schwangerschaft nichts anderes bezweckt hatte, als den Kindsvater an sich zu binden, was natürlich rasch scheiterte. Insofern war das kleine Mädchen ein untaugliches Instrument, das für die Absichten der Mutter nicht geeignet war und ihr Leben nur komplizierter machte.

Hinzu kamen in Lolas Fall die gewalttätige Erziehung und der sexuelle Missbrauch. Unter solchen Bedingungen ist es sehr schwer, ein stabiles Bild von sich als liebenswerter Person zu entwickeln. Das Gefühl, unzureichend und der Liebe der Eltern nicht würdig zu sein, führte frühzeitig dazu, dass Lola begann, ein Verhalten an den Tag zu legen, für das sie gescholten wurde. Sie beklaute die Mutter, sogar die Großeltern, die relativ wohlwollend waren, beging Ladendiebstähle und log.

An Sofia Zapatero zeigte sich, wie emotionale Bedürftigkeit und Traumatisierungen über die Generationen weitergegeben werden können. Vor Gericht erklärte sie, vom sexuellen Missbrauch an ihrer Tochter lange nichts gewusst zu haben, und fügte dann knapp hinzu, selbst auch missbraucht worden zu sein und niemanden gehabt zu haben, mit dem sie je darüber hätte sprechen können. Das Thema war unter dem Motto »Ist mir auch so ergangen« gewissermaßen abgehakt.

Lola Zapatero beschrieb wiederholt, wie sehr ihr in Wahrheit an der mütterlichen Liebe und Zuneigung gelegen war und wie sehr sie sich zugleich für diese emotionale Abhängigkeit und Verletzlichkeit hasste. Ihr Hass, sowohl auf sich selbst als auch auf andere, speiste sich aus der tiefen narzisstischen Kränkung, die im Erleben einer nicht erwiderten emotionalen Abhängigkeit und Bedürftigkeit bestand.

Als Folge des sexuellen Missbrauchs entwickelte Lola Zapatero den Wunsch, Prostituierte zu werden, um als Verführerin Macht über die von ihr abgrundtief verachteten Männer zu bekommen. Ihr hochgradig promiskuitives Verhalten ohne stabile emotionale Beziehung zeigte deutlich selbstschädigende Züge, da sie die vielen sexuellen Kontakte letztlich nicht als positiv erlebte. Sie waren ihr stets ein Beleg ihrer Wertlosigkeit. Wie autodestruktiv sie Sexualität einsetzte, zeigte sich auch daran, dass sie sich für Timur Yilmaz nicht nur nicht interessierte, sondern ihn sogar abstoßend fand. Jemand, der ihr positiv gegenüberstand, war für sie allein deswegen ein Idiot, weil nur ein Idiot in der Lage sein könne, sich für sie zu interessieren. So hatte sie einen zuverlässigen Mechanismus entwickelt, um jede Option auf eine heilende Liebesbeziehung im Keim zu ersticken.

Ein weiteres Beispiel für die gegen sich selbst gerichtete Aggression war die Idee, nach Argentinien zu reisen, um sich dort absichtsvoll in Gefahr zu begeben. Zum destruktiven Beziehungsmuster gehörte auch, dass Lola Zapatero alles tat, um Timur Yilmaz wehzutun und seinen Wunsch nach einer festen Beziehung zu torpedieren. Allein aus diesem Grund hielt sie weiterhin Kontakt zu ihren zahlreichen Liebhabern. Es war das ewig gleiche Muster aus einem unerfüllten Bedürfnis nach Liebe und Zuwendung, aus Hass auf diesen Wunsch und sodann der Umlenkung des Hasses auf sich und die Mitmenschen, die sie so lange traktierte, bis sie sich letztlich von ihr abwendeten und damit wiederum ihr negatives Selbstbild bestätigten.

Gewaltfantasien hegte Frau Zapatero seit ihrer Kindheit, wobei diese meist kurzfristig waren und der Kompensation einer unmittelbaren Kränkung dienten. Eine erste ernsthafte Fantasie an der Grenze zur Umsetzung bezog sich auf die Mutter, hinter der sie mit einem Messer bewaffnet stand in dem ambivalenten Gedanken, zuzustechen. In ihrer langen Vermächtnisrede auf der DVD schilderte sie auch Mordfantasien in Bezug auf die gehasste, geltungssüchtige Tante Isabella. Schließlich richtete sich ihr Tötungswunsch gegen Timur Yilmaz, wenngleich sie ihn an Dilan Kaya in die Tat umsetzte.

Die langfristige Vorbereitung der Tat, einschließlich des Kampfsportkurses und der Beschaffung des Saufängers, sowie der manipulative Einsatz ihrer selbst, um sich Zutritt zum Haus zu verschaffen, schlossen jegliche spontane Eskalation eines eventuellen Streits eindeutig aus. Ungeplant war hier nichts, außer wohl der Umstand, dass das rasche Verbluten von Dilan Kaya dazu führte, dass die – nicht weiter ausgeführten – Folterfantasien nicht umgesetzt werden konnten.

Frau Zapatero war eine intelligente, keineswegs »verrückte« Frau. Dennoch war sie in ihrer Persönlichkeitsstruktur tief greifend gestört. Die körperliche und seelische Misshandlung in der Kindheit setzten in ihr einen Teufelskreis aus narzisstischer Wut und Selbstverachtung in Gang: Einerseits wollte sie von Männern bewundert werden und setzte ihre Attraktivität entsprechend ein, doch löste diese Bewunderung sogleich großen Selbstekel und eine sich wiederholende Selbsterniedrigung aus. Die Verursacher dieses Selbstekels verortete sie jedoch in der Außenwelt und bekämpfte sie dort entsprechend aggressiv. Für sie war es eine Art Überlebensstrategie, jede soziale Beziehung pathologisch zu sexualisieren.

Lola Zapatero hatte eine schwere Borderline-Persönlichkeitsstörung entwickelt. Diese Form der Persönlichkeitsstörung zeichnet sich durch eine erhöhte Sensitivität gegenüber emotionalen Reizen, eine verzögerte Emotionsrückbildung und gesteigerte Intensität von Emotionen aus. Sie entsteht, wenn negativer emotionaler Stress und Verwahrlosung in der Kindheit die neuronale Reifung im limbischen System und damit die Affektkontrolle und Emotionsregulation beeinflussen – bei Frau Zapatero fanden sich einige dieser für die Persönlichkeitsentwicklung sehr schädlichen Einflüsse.

Erste Symptome treten meist im frühen Erwachsenenalter auf. Betroffene zeigen ein tief greifendes Muster von Instabilität in zwischenmenschlichen Beziehungen, im Selbstbild und in den Affekten sowie von deutlicher Impulsivität. Sie leben in dem steten Bemühen, tatsächliches oder vermutetes Verlassenwerden zu vermeiden, schwanken aber zugleich derart zwischen den Extremen von Idealisierung und Entwertung, dass echte Beziehungen, in denen Stärken und Schwächen des anderen erkannt und angenommen werden, nicht gelingen. Zudem treten bei Borderline-Menschen verschiedene selbstschädigende Verhaltensweisen auf. Dazu gehören Essstörungen, der selbstschädigende Umgang mit Sexualität und

Drogenkonsum sowie das unnötige Eingehen von Risiken und das Spiel mit gefährlichen Situationen.

In diesem Fall führte die Begutachtung also tatsächlich zu einer Diagnose – womit aber zur Schuldfähigkeit noch nichts gesagt war. Zunächst einmal hatte ich als Sachverständige nun die Aufgabe, genau zu beschreiben, wie stark die Störung ausgeprägt war. Alle Erkrankungen oder Störungen treten schließlich in verschiedenen Schweregraden auf, und dieser bestimmt die weitere Diskussion, ob grundsätzlich die Voraussetzungen gegeben sind, eine Schuldminderung anzunehmen. Bei Lola Zapatero kam ich zu dem Ergebnis, dass das Störungsbild immerhin so ausgeprägt war, dass das sogenannte vierte Eingangsmerkmal aus Paragraf 20 StGB, die »schwere andere seelische Abartigkeit«, bejaht werden konnte. Der Begriff der »schweren anderen seelischen Abartigkeit« ist natürlich höchst problematisch und ärgert Psychiater seit Generationen, und ich kenne keinen forensischen Psychiater, der ihn nicht gern abgeschafft und durch eine medizinische Terminologie ersetzt sähe. Es ist ein juristischer Begriff, und Gutachter müssen ihre Diagnosen in solche juristischen Begriffe übersetzen.

Aber auch mit der Feststellung der »schweren anderen seelischen Abartigkeit« ist noch nicht über die Schuldfähigkeit entschieden, denn dafür ist außerdem das Bewusstsein über das Unrecht einer Tat oder aber die Steuerungsfähigkeit zum Tatzeitpunkt ausschlaggebend. Die Kernfrage einer jeden Schuldfähigkeitsbegutachtung lautet demnach: Hätte der Täter oder die Täterin auch anders handeln können?

Dass Frau Zapatero grundsätzlich sehr wohl wusste, dass das Erdolchen von Menschen verboten ist, muss man nicht ernstlich in Zweifel ziehen. Komplizierter wird es mit der Steuerungsfähigkeit, auch wenn man angesichts der sehr langen Vorausplanung der Tat – und zumal unter der ins Auge springenden Hypothese, dass hier zunächst ein Ersatzopfer geschaffen wurde, um die Tauglichkeit des Angriffs durchzuspielen – von einem hochgradig gesteuerten, zielgerichteten, gut durchdachten Plan ausgehen muss. Die Steuerungsfähigkeit wird jedoch in exekutive und motivationale Steuerungsfähigkeit unterschieden. Erstere bezieht sich auf die formale Fähigkeit, eine Handlung geordnet auszuführen, sie war bei Lola Zapatero unzweifelhaft gegeben. Schwieriger zu beantworten war jedoch die Frage, inwiefern Frau Zapatero vor der Tat noch in der Lage gewesen war, sich von ihrem lang gehegten Vorhaben zu distanzieren.

Die Aufgabe des Gutachters ist es nicht, in die Rolle des Richters zu schlüpfen. Wer sich als »Richter im weißen Kittel« begreift, hat – mal abgesehen davon, dass psychiatrische Gutachter keine Arztkittel tragen – weder seine Bestimmung noch die rechtsstaatliche Struktur verstanden. Vielmehr ist es die Aufgabe des Gutachters, sein Fachwissen so aufzubereiten, dass das Gericht eigenständig mit den dargelegten Argumenten operieren kann. Es bleibt aber die Aufgabe des Richters, aus eigenem Sachverstand zu entscheiden, ob er die vom Psychiater beschriebene psychische Störung als schwerwiegend genug ansieht, um daraus Gründe für eine Schuldminderung abzuleiten.

Es gibt sicherlich viele Spruchkammern, die in diesem Fall zwar die schwere Persönlichkeitsstörung der Angeklagten und gewiss auch die Tragik ihrer Biografie im Blick gehabt hätten, die aber aufgrund der exzellenten Tatplanung von einer voll erhaltenen Steuerungs- und Schuldfähigkeit ausgegangen wären. Aber gerade in Fällen wie diesem zeigt sich mitunter die große Spannbreite in der Urteilsfindung.

In diesem Fall entschied das Gericht nämlich anders. Es kam zu dem Schluss, dass Lola Zapatero bei aller Vorbereitung und Raffinesse in den Wochen vor der Tat über keine hinreichende Distanzierungsfähigkeit mehr verfügt hatte, um sich innerlich von ihrem Vorhaben abzuwenden. Ihre früheren Tötungsgedanken und auch der Umstand, dass mit Timur Yilmaz ein Objekt ihres Hasses nach wie vor am Leben war, ließen die Richter annehmen, dass von der Beschuldigten weiterhin Gefahr ausging. Sie wurde unter Zubilligung einer erheblich verminderten Schuldfähigkeit wegen Mordes in eine forensische Klinik eingewiesen.

2 Die Frau muss weg

Friederike Durlach hatte sich irgendwann vor Mitternacht zu Bett begeben. Es dürfte ein ruhiger Abend gewesen sein, denn ihre beiden Söhne waren von Dieter, der noch ihr Mann war und von dem sie sich trennen wollte, zu den Großeltern gebracht worden. Das Haus lag still und ruhig in der Nacht. Ob sie wegen der Gedanken an ihren Mann, der eine Affäre mit einer anderen Frau hatte, wach lag und grübelte oder ob sie sich überlegte, in welcher Weise sie ihre Interessen gegen ihn vertreten konnte, ließ sich natürlich nicht ermitteln. Auf jeden Fall muss sie kurze Zeit später vom Schlafzimmer auf dem Weg ins Bad gewesen sein, als sie sprichwörtlich der Schlag traf. Auf dem Flur traf sie auf ihren Mörder, einen fremden Mann, der ihr blitzschnell eine Schlagkombination gegen die linke Schläfe, die Nase und den Oberbauch versetzte, sodass sie binnen Sekunden ohnmächtig auf dem Boden zusammenbrach. Friederike Durlach wurde genau dort, wo sie im Flur zusammengebrochen war, am folgenden Tag von ihrem Mann Dieter tot vorgefunden.

*

Was war geschehen? Ich selbst bekam die Akte zwölf Jahre nach der verübten Straftat, weil man sich ein Gutachten zur Gefährlichkeitsprognose und zum Risikoprofil von Britta Kunzmann erbat, die zwölf Jahre zuvor mit Dieter Durlach die Tötung seiner Frau Friederike in Auftrag gegeben hatte. Bevor ich sie im Gefängnis aufsuchte, studierte ich die Akten.

Dem darin enthaltenen Urteil gegen den damals 38 Jahre alten Verwaltungsangestellten Dieter Durlach, die 36 Jahre alte Sekretärin Britta Kunzmann sowie den 28 Jahre alten Kampfsportlehrer Conni Winkler war folgende Geschichte zu entnehmen:

Dieter Durlach und seine Frau Friederike, die als Krankenschwester arbeitete, waren seit 14 Jahren verheiratet, lebten mit ihren acht und zehn Jahre alten Söhnen in geordneten Verhältnissen und führten nach außen das Leben einer durchschnittlich situierten Familie, die sich um ihre Kinder kümmerte und sich reihum bei Freunden zu Doppelkopfabenden traf. In ihrem Schrebergarten bauten sie Obst und Gemüse an. Dieter war ein geselliger, eher häuslicher Mann, Friederike eine burschikose, zupackende Frau.

Drei Jahre vor der Tat fing die Ehe der beiden jedoch an zu kriseln. Laut den Schilderungen von Dieter Durlach kritisierte seine Frau zunehmend seine stille Art, beklagte sich über seine Gewichtszunahme und seine Unsportlichkeit und machte deutlich, dass sie sich, da die Kinder nun nicht mehr ganz so klein waren, nach mehr Aktivitäten sehnte. Dieter hingegen hing an seinem Kleingarten und zog sich gern mit seinen Söhnen in den

Keller zurück, wo eine große Modelleisenbahn aufgebaut war.

Die ehelichen Auseinandersetzungen drehten sich vor allem um Friederikes Wunsch, einen unternehmungslustigeren Mann an ihrer Seite zu haben – wobei dieser nicht recht verstand, was nach elf Jahren Ehe der Auslöser für die wachsende Abneigung seiner Frau gegen ihn war. Um ihr entgegenzukommen, schloss Dieter Durlach sich ungefähr acht Monate vor der Tat einem Lauftreff an und joggte zweimal in der Woche mit Gleichgesinnten durch den Wald.

Dort lernte er die zwei Jahre jüngere Britta Kunzmann kennen, die alleinerziehende Mutter eines Sohnes war. Britta war eine sehr gepflegte Frau, die sich für Mode interessierte. Sie war fröhlich, zugewandt, lachte viel und fand rasch Gefallen an dem freundlichen und zuverlässig wirkenden Dieter Durlach. Binnen weniger Wochen wurden Britta Kunzmann und Dieter Durlach ein Paar und nutzten die Lauftreffs, die nun angeblich immer häufiger stattfanden, für amouröse Treffen.

Das wiederum blieb Friederike Durlach nicht verborgen. Sie konfrontierte ihren Mann mit dem Vorwurf, dass er eine Affäre habe, und machte deutlich, dass sie alles daransetzen werde, seine Existenz und sein neues Glück zu zerstören. Sie wolle das Haus und die Kinder, die zu dem »Flittchen« keinen Kontakt haben sollten, und rechnete ihm vor, dass er sich eine Trennung überhaupt nicht würde leisten können, wenn er nicht gänzlich in Armut enden wolle.

Nachdem sein Verhältnis aufgeflogen war, geriet Dieter

Durlach in eine Zwickmühle. Die Söhne, an denen er durchaus hing, bekamen den Zwist der Eltern mit. Auch stellte er fest, dass eine Scheidung tatsächlich ganz beträchtliche finanzielle Nachteile brächte, womöglich müsste das gemeinsame, noch mit Hypotheken belastete Haus verkauft werden. Das wiederum hätte zur Folge, dass die Söhne das Haus, in dem sie aufgewachsen waren, verlieren würden.

Dieter Durlach war sich nun nicht mehr sicher, ob die Beziehung zu Britta Kunzmann den ganzen Aufwand wert war. Andererseits fühlte er sich bei ihr angenommen und zu Hause. Britta Kunzmann indes verstärkte den Druck, er solle sich von seiner Frau trennen, solle alles hinter sich lassen. Um das gemeinsame Sorgerecht für die Söhne müsse man eben juristisch streiten, und sie selbst verdiene als Sekretärin ja auch nicht schlecht, sodass man zusammen schon über die Runden käme.

Bei einem ihrer Treffen, als Dieter Durlach und Britta Kunzmann sich gerade ihre gemeinsame Zukunft ausmalten und vom neuen Patchwork-Glück träumten, begannen sie darüber nachzudenken, wie schön es doch wäre, wenn Friederike Durlach »einfach weg« wäre. Dieter Durlach wünschte sich, sie möge – möglichst ohne Leiden – überraschend tot umfallen. Auf eine schwere Krankheit hoffte er nicht. Aber es wäre gut, wenn sie weg wäre. Dann hätte er die Kinder und das Haus, und man könnte mit den drei Jungs ein gutes gemeinsames Leben führen.

Nun fallen Menschen im Regelfall nicht einfach tot um und lösen sich auch nicht in Luft auf. Daher konkretisierte Britta Kunzmann eines Tages die Wahrscheinlichkeit für den plötzlichen Tod von Friederike dahingehend, dass sie – rein theoretisch natürlich – auch einen tödlichen Unfall haben könne.

Das Paar verwarf jedoch die zunächst vage formulierte verwegene Idee und traf sich weiterhin, während im Hause Durlach das Zusammenleben des Ehepaars immer unerträglicher wurde. Es gab ständig Streit, die Söhne verschlechterten sich in der Schule, gerieten in laute Auseinandersetzungen der Eltern hinein, die Mutter warf in der Küche mit Geschirr. Britta Kunzmann bestand auf Trennung. Dieter Durlach erzählte nun seiner Freundin, dass er befürchte, seine Frau könne ihr etwas antun, wenn er die Familie wirklich verlasse. Er habe ernstlich Angst um sie und untermauerte dies mit der Erzählung, Friederike habe im Streit gedroht, ihre Konkurrentin umzubringen. Auch – das müsse er ihr jetzt sagen – sei seine Frau ihm schon im Auto gefolgt, als er zu ihr gefahren sei. Er habe das bisher verschwiegen, um sie nicht zu beunruhigen, aber er denke, so eine Drohung müsse man ernst nehmen.

Im Urteil wurde später ausgeführt, dass es keine Hinweise darauf gab, ob Friederike wirklich mit der Ermordung der Freundin ihres Mannes gedroht hatte. In jedem Fall wurde ein Bedrohungsszenario konstruiert, in dem Brittas und Dieters neuem Liebesglück ein jähes brutales Ende beschieden sein könnte – wenn man es denn so weit kommen ließe.

Nun dachten Dieter Durlach und Britta Kunzmann nochmals nach und waren immer überzeugter davon, dass Friederike Durlach »wegmuss«. Ein Unfall, der keiner war, schien zu riskant, denn wahrscheinlich könnte man Manipulationen am Auto im Nachhinein feststellen, und außerdem brächte ein Unfall die Gefahr mit sich, dass auch völlig Unbeteiligte zu Schaden kämen. Wenige Wochen vor der Tat war klar, dass Friederike sterben musste, offen war nur, auf welche Weise es passieren sollte. Schnell sollte es gehen und am besten ohne Leiche. Vielleicht also ein anderes Verbrechen vortäuschen? Da fiel Britta Kunzmann jemand ein. Ihr Exmann war mit einem gewissen Conni Winkler befreundet, der früher als Soldat der Nationalen Volksarmee eine Nahkampfausbildung erhalten und dann eine Kampfsportschule betrieben hatte. Sie sprach ihn an und fand heraus, dass er sich mit seiner Kampfsportschule übernommen hatte und nun in dem vormals eigenen Laden als Angestellter tätig war.

Conni Winkler brauchte Geld. Dass Britta Kunzmann andeutete, einen Mord in Auftrag geben zu wollen, kümmerte ihn wenig, im Gegenteil, ihm gefiel es, gegen sie und ihren Freund etwas in der Hand zu haben, woraus sich vielleicht sogar noch mehr Kapital schlagen ließ. Er sagte, er wolle darüber nachdenken, ob er jemanden empfehlen könne, und klärte die preislichen Vorstellungen ab. Britta Kunzmann bot ihm 6000 Euro in bar, Conni Winkler überlegte ein Weilchen und willigte dann ein, sich der Sache selbst anzunehmen. Zu dritt verabredeten sie sich für eine gemeinsame Joggingrunde, gingen danach noch »ein Bier trinken« und besprachen die Details des Auftrags. Man diskutierte darüber, ob man dem Opfer K.-o.-Tropfen verabreichen solle, besprach nochmals die Idee mit dem manipulierten Auto, verwarf diese jedoch erneut und einigte sich alsbald, da alle weiteren Pläne zu kompliziert erschienen, auf folgendes Vorgehen: Die Söhne sollten am Tatwochenende bei den Großeltern untergebracht werden, Conni Winkler bekam einen Schlüssel für das Haus. Er sollte Friederike Durlach nachts im Schlaf überraschen. Alles würde nach einem Raubmord aussehen.

So geschah es dann auch: Die Söhne besuchten die Großeltern, Conni Winkler bekam einen Schlüssel, und Dieter Durlach schilderte ihm die Aufteilung der Zimmer. Conni Winkler trank am Tattag ein paar Whisky-Cola und nahm Beruhigungsmittel, da er dem Auftrag letztlich doch etwas nervös und mit mulmigem Gefühl entgegensah. Andererseits dachte er an das Geld und daran, das so zusammengekittete Pärchen womöglich auch in Zukunft noch um Geld angehen zu können. Am späten Abend fuhr Conni Winkler mit dem Rad zum Haus der Eheleute Durlach, wo zunächst noch Licht brannte. Er fuhr mehrere Runden in der Gegend herum und schaute immer wieder nach, ob Friederike Durlach endlich zu Bett gegangen war. Gegen 0:30 Uhr lag das Haus augenscheinlich ruhig und dunkel da, Conni Winkler schloss die Tür auf, stieg in das erste Obergeschoss und traf im schummrig erleuchteten Flur, der unter anderem vom Elternschlafzimmer zum Badezimmer führte, auf die erschrockene Friederike Durlach. Ob sie noch etwas sagen oder schreien konnte, ließ Conni Winkler im Dunklen. Er versetzte der Frau eine ihm als tödlich bekannte Schlagkombination aus drei harten, kräftigen Hieben gegen die linke Schläfe, auf die Nase und gegen den Oberbauch. Friederike Durlach brach bewusstlos und mit einem klaffenden Nasenbeinbruch zusammen und lag schwer verletzt am Boden, bis sie nach einigen Minuten an ihrem eigenen Blut erstickte. Auch der Schlag in den Bauch, der die Leber verletzt und zu einer starken Blutung geführt hatte, wäre ohne ärztliche Hilfe schnell tödlich gewesen.

Conni Winkler ließ das Opfer im Flur zurück, begab sich ins Schlafzimmer, riss die Türen des Kleiderschranks auf, durchwühlte Wäscheschubladen, ließ ein Goldkettchen auf dem Teppich liegen, steckte weiteren Schmuck ein. In der Küche im Erdgeschoss nahm er noch eine Geldbörse mit, öffnete das Küchenfenster und hinterließ einige eilige Hebelspuren am Rahmen. Dann verschwand er. Am Folgetag kam Dieter Durlach nach Hause, entdeckte die Leiche, rief seine Freundin an und teilte ihr weinend mit, dass seine Frau Opfer eines Raubmords geworden sei, und benachrichtigte sodann die Polizei.

Auch wenn es schwerfällt zu glauben, fand sich später auf dem Handy von Dieter Durlach eine SMS an Conni Winkler:

> »Bitte am Telefon nur Allgemeines besprechen, da wir davon ausgehen, dass Handys abgehört werden. Wir werden schnell in Verdacht kommen. Britta und ich haben nichts miteinander zu tun.«

Und tatsächlich dauerte es nicht lange, bis die Polizei den Fall aufgeklärt hatte. Dieter Durlach und Britta Kunzmann heirateten nach ihrer Verurteilung wegen Mordes, aber die Ehe wurde nach drei Jahren wieder geschieden.

*

Wenn Menschen zu einer lebenslangen Freiheitsstrafe verurteilt wurden, werden vor Erreichen der Mindestverbüßungsdauer von 15 Jahren sogenannte Prognosegutachten angefordert. Dabei handelt es sich um Gutachten, die man besser als Risikoprofil-Gutachten bezeichnen sollte, denn kein Mensch kann das Leben eines anderen auf Jahre prognostizieren. Man kann jedoch die konkreten Rahmenbedingungen und die Hochrisiko-Konstellationen beschreiben, in denen Menschen auf die eine oder andere Weise wieder straffällig werden können, und dafür Wahrscheinlichkeiten angeben, indem man die betreffende Person mit einer passenden statistischen Vergleichsgruppe in Beziehung setzt. So kam ich an den Fall der Britta Kunzmann. Es ging um die Frage, ob von ihr noch eine einschlägige Gefährlichkeit zu erwarten war, ob man mit sogenannten Lockerungen, also begleiteten Ausgängen, beginnen konnte und ob womöglich eine Verlegung in den offenen Vollzug anstünde.

Frau Kunzmann war bereits im Zusammenhang mit dem Strafverfahren von einem Sachverständigen begutachtet worden, der sie als eine kokett wirkende Frau mit Hang zur Esoterik beschrieb und das Tatgeschehen als hochspezifisch einstufte. Eine allgemeine Neigung zu Kriminalität attestierte er der bis dahin nicht straffällig gewordenen Frau nicht. Britta Kunzmann wurde als durchschnittlich begabt, redegewandt und anpassungsfähig beschrieben. Sie tendiere aber zu ausgeprägter, etwas dramatisierender Fantasietätigkeit. In den Gefangenenpersonalakten wurde sie vom ersten Tag an als angepasst, zuverlässig, fleißig, umgänglich und höflich beschrieben. Disziplinarische Probleme, sei es mit Alkohol oder Drogen, mit unerlaubten Geschäften oder dem Besitz verbotener Gegenstände, gab es nicht. Sie arbeitete seit Jahren in der Anstaltswäscherei, ohne jemals aufgefallen zu sein.

So suchte ich Frau Kunzmann, die nunmehr nach der Scheidung von Herrn Durlach wieder ihren Mädchennamen Kniebach angenommen hatte, im Frauengefängnis auf und traf auf eine mittlerweile 49 Jahre alte, sehr vitale und schlanke Frau, die im direkten Kontakt gesprächsfreudig, lebendig und unkompliziert wirkte.

Im Gespräch, das sich wie immer zunächst um die Biografie und Sozialisationsgeschichte der Täterin drehte, erzählte sie mir, dass ihre Eltern sich getrennt hatten, als sie neun war. »Ich war ein Papakind. Meine Mutter wollte eigentlich gar keine Kinder, aber damals hat man die eben bekommen. Dann haben sich meine Eltern scheiden lassen. Warum, weiß ich gar nicht so genau … Meine Mutter hat dann viel getrunken und viele verschiedene Partner gehabt. Im Grunde habe ich nie ein Verhältnis zu meiner Mutter gehabt. Ich war Papas Prinzessin. Papa hat mich dann mit 13 Jahren zu sich genommen. Mit ihm kam ich weiter gut aus, aber mit seiner neuen Frau ging das gar nicht. Ich glaube, sie war eifersüchtig auf mich und hat mich aus dem Haus geekelt.

Ich bin dann mit 16 Jahren zu meinem ersten Freund gezogen, der war 21. Und mit 18 Jahren habe ich mir eine eigene Wohnung genommen. Ich habe die Realschule besucht, habe erst noch eine Ausbildung zur Altenpflegerin gemacht und bin dann aber Sekretärin geworden. Die Arbeit mit alten Menschen hat mir zwar auch Spaß gemacht, aber ich arbeite auch gern in einer Umgebung, die so ein bisschen schöner ist, wissen Sie, was ich meine?« Sie sei immer »supergern« zur Schule gegangen, habe »supergern« gelernt und gearbeitet. »Ich war fleißig. Wenn mir etwas Spaß macht, dann bin ich auch voll dabei.« Schon als Kind sei sie im Umgang unkompliziert gewesen, eher ängstlich und gehorsam.

Britta Kniebach legte im Gespräch häufig den Kopf auf eine Seite, warf ihn kokett in den Nacken und drehte ihn hin und her, begleitet von wohligen Geräuschen der Entspannung, was mir den Eindruck vermittelte, dass es ihr wichtig war, gemocht zu werden. Als junges Mädchen habe sie Ballettunterricht genommen und Querflöte gespielt. Das habe sie dann aber mit 15 Jahren aufgegeben. Tanzen würde sie auch heute noch gern. Ihren ersten Ehemann hatte sie am Arbeitsplatz kennengelernt. Er war Verkäufer in einem Großhandelsmarkt, in dem sie als Sekretärin in der Buchhaltung arbeitete. »Als ich Mirko kennenlernte, war ich 22, und wir haben dann geheiratet, als ich 26 war und schwanger mit Johannes. Erst ging alles gut mit Mirko, aber als unser Sohn da war, fing er an zu trinken und wurde gewalttätig. Ich glaube, es hing mit seiner Mutter zusammen. Sie konnte ihn nicht loslassen und mochte mich nicht, und er geriet immer mehr unter Druck. Seine Mutter war sehr eitel und wünschte sich für ihren Sohn eine gute Partie … Ich bin auch mal ins Frauenhaus und wieder zurück, aber es änderte sich wenig, ich habe mich dann von ihm scheiden lassen. Da war der Johannes drei …«

»Und die Scheidung lief problemlos?«, fragte ich nach. Da es zuvor schon zu häuslicher Gewalt gekommen war, lag die Vermutung nahe, dass eine Trennung Konflikte mit sich gebracht haben könnte.

»Nein, problemlos war das nicht. Mein Mann hat mir zwei Jahre lang nachgestellt und gedroht, mich und den Johannes umzubringen. Ich hatte schon Angst. In der ersten Zeit habe ich bei einer Freundin gewohnt, und dann hat sich alles irgendwann eingerenkt. Ich habe auch anonyme Drohanrufe bekommen. Mein Mann kannte ja komische Leute. So bin ich auch an den Winkler gekommen … Ich kenne also die Angst, dass mir etwas angetan wird. So wie bei Frau Durlach … Also ich glaube, ich wäre gar nicht in die ganze Sache reingerutscht, wenn Dieter mir nicht erzählt hätte, dass Friederike es auf mich abgesehen hat. Da wiederholte sich bei mir im Kopf die Angst, die ich damals mit Mirko hatte.« Frau Kniebach betonte die Kontinuität der Angst, die sie in ihren scheiternden Beziehungen verspürt hatte, und bot auf diese Weise rasch ein Motiv dafür an, warum sie an der Tatplanung so aktiv beteiligt gewesen war.

»Ich hatte später noch ein paar kurzfristige Freundschaften, aber das war nichts Richtiges. Zwei Männer tranken auch viel, und einer hatte ein Gewaltproblem. Und dann habe ich den Dieter kennengelernt. Er war total lebenserfahren, der war super im Leben angekommen. Er war lieb, zuverlässig, wir mochten uns einfach. Er hat nicht getrunken, und er war auch nicht gewalttätig. Es hat gepasst, obwohl er kein Partymensch war. Aber ich wollte jemanden, der mich sieht, der für mich da ist. Er hatte ja selbst zwei Söhne, und auch der Johannes kam gut mit ihm aus.«

Johannes sei jetzt 22 Jahre und studiere Jura. »Ich bin total stolz auf ihn. Er hat das alles großartig hingekriegt, obwohl es nicht einfach war.« Ihr Sohn sei nach ihrer Inhaftierung zu einer Pflegefamilie gekommen, die sich toll um ihn gekümmert habe. Zu der Pflegefamilie habe sie heute noch Kontakt. »Den Johannes liebe ich über alles!« Ich fragte Frau Kniebach, warum sie dennoch den Mord geplant habe, sie müsse doch gewusst haben, dass sie auch ihren Sohn damit ins Unglück stürzte. »Ja, heute verstehe ich das selbst nicht mehr. Damals wollte ich unbedingt mit Dieter zusammenleben. Er war mein Prinz. Er war lieb, er war zuverlässig, er war mein Beschützer. Und natürlich war das falsch. Mir tut das heute superleid. Ich habe ja immerhin auch zwei Jungen ihre Mutter genommen.« Frau Kniebach schluckte, und ihr traten Tränen in die Augen. »Ich kann mir das heute nur so erklären, dass ich damals lange allein war. Ich war auf der Suche nach einer Beziehung, wollte eine Familie. Ich wollte nicht verzichten, und wenn man sich so etwas überlegt, dann geht man ja nicht davon aus, dass das rauskommt, obwohl – wenn ich das heute bedenke, war es natürlich klar …«

»Haben Sie denn ernstlich geglaubt, dass eine auf einem Mord gegründete Beziehung dauerhaft gedeihen kann?«

»Ach, das habe ich mich gar nicht gefragt. Wir haben ja nach der Verurteilung noch geheiratet, aber das hat natürlich mit so einer Haftstrafe keine Zukunft. Das mussten wir dann auch einsehen.«

»Haben Sie Herrn Durlach erzählt, dass Sie von Ihrem Exmann gestalkt wurden und dass Sie anonyme Anrufe erhielten?«

»Ja, gleich zu Beginn, als wir uns kennenlernten.«

»Hatten Sie Beweise dafür, dass Friederike Durlach Ihnen etwas antun wollte?«

»Nein, das habe ich selbst nie gesehen. Das hat Dieter erzählt, und so entstand dann langsam die Idee, dass so eine Bedrohung nur abzustellen ist, wenn es seine Frau nicht mehr gibt.«

Ich fragte Frau Kunzmann, welche Tatdetails auf sie zurückgingen und welche auf ihren Freund, auch um abzugleichen, inwiefern sich ihre heutige Version mit der damaligen beziehungsweise mit den Feststellungen des Urteils deckte. »Das schaukelte sich so hoch«, erzählte sie. »Ich bekam zunehmend Angst vor seiner Frau, und Dieter schilderte das ziemlich bedrohlich. Dann kam noch hinzu, dass er mir sagte, dass seine Frau ihn finanziell fertigmachen will. Es fing so an, dass wir uns vorstellten, sie wär einfach nicht mehr da. Krank, tot, was weiß ich. Einfach weg. Er und die Kinder allein. Und dann spinnt man so rum und denkt, na ja, leiden soll sie nicht. Also, man will ja nicht gemein sein. Sie soll einfach nicht mehr stören.

Und dann – ich glaube, das war ich – kamen wir auf die Idee, sie könnte ja einen Unfall haben. Das war mein Vorschlag. Aber erst mal war das nur ein Gedanke. Man denkt ja dann, nee, das geht nicht. Aber irgendwie war die Idee geboren. Die ging nicht mehr weg, und dann bekam es eine Richtung. Dieter sagte: ›Die Frau muss weg.‹ Und da habe ich gedacht, ich lasse ihn nicht allein. Ich kann mich auf ihn verlassen, also kann er sich auch auf mich verlassen. Natürlich hofft man bis zuletzt, dass einfach irgendetwas passiert, dass das Schicksal einem zu Hilfe kommt. Aber es passierte nichts. Dann fielen mir die Kumpel meines früheren Mannes ein. So kam das mit Conni Winkler, und ich hatte ja Geld, ohne dass mich jemand kontrollierte. Der Dieter war ja verheiratet, ich weiß gar nicht, ob der überhaupt ein eigenes Konto hatte …«

Wie sie heute darauf blicke, fragte ich nach. Frau Kniebach sagte, sie habe zwar keine Beweise und sie wolle auch nichts Falsches behaupten, aber sie halte es für möglich, dass Dieter Durlach alles gut inszeniert habe. »Vielleicht hatte er es faustdick hinter den Ohren und wollte einfach seine Frau loswerden, allein schon wegen des Geldes, und hat mich dazu benutzt. Ich weiß bis heute nicht, ob es so war, aber ich halte es für möglich. Es spielt letztlich auch keine Rolle. Ich habe mich daran beteiligt, ich habe den Mörder bestellt, ich hätte ihn auch bezahlt, wenn es dazu gekommen wäre, und ich wusste, dass es Mord ist. Ich bin zu Recht verurteilt worden. Und was mich am meisten quält: Ich habe meinen eigenen Sohn für Dieter verraten.« Erneut traten ihr Tränen in die Augen. »Der hat das alles so toll gemeistert. Ich habe einen Schlussstrich gezogen und will nach vorne gucken. Allein schon wegen Johannes.«

Ob sie sich damals Alternativen zur Tötung überlegt habe? Ja, natürlich habe sie das. Sie habe Dieter vorgeschlagen, weit wegzuziehen, den Namen zu ändern. Er habe dann immer gesagt, dass man seine Frau nicht unterschätzen dürfe. Die bekomme das raus. »Aber es gab doch gar keine Anhaltspunkte gegen Friederike Durlach«, wandte ich ein. »Nein, allerdings hat der Dieter das ziemlich deutlich geschildert. Ich habe nachher sogar Schlafstörungen gehabt.«

Ich bat Frau Kniebach, mir den Ablauf der Tatnacht zu schildern. Sie berichtete, dass Dieter bis zum Morgen bei ihr gewesen sei. »Wir hatten vereinbart, dass Conni nicht anrufen sollte, sondern Dieter sollte am nächsten Tag ins Haus gehen und dann schauen ... Wir waren die ganze Nacht so aufgeregt. Die Stunden gingen gar nicht vorbei ...«

Wie sie sich die Zukunft vorstelle, fragte ich nun. Sie wolle allein leben – zumindest vorerst. Sie sei jetzt so lange ohne Partner zurechtgekommen und habe mit Männern eigentlich nur schlechte Erfahrungen gemacht. »Worauf müssten Sie denn bei einem anderen Mann achten?« Frau Kniebach lachte. »Also, wenn der mir sagt, dass seine Frau mich bedroht, dann bin ich weg. Das sage ich Ihnen. Was daraus wird, das weiß ich ja jetzt. Ich will auch nicht noch eine Ehe kaputtmachen. Derjenige müsste also solo sein. Ich bin misstrauischer geworden. Und ich möchte in einer Boutique arbeiten oder so etwas. Mir macht Mode Spaß, und ich gehe gern mit Menschen um. Ich könnte mir auch etwas Ehrenamtliches vorstellen. Ich habe ja eine Menge wiedergutzumachen.« Sie wünsche sich, vom offenen Vollzug aus eine Arbeit zu suchen und sich langsam ein normales Leben aufzubauen.

*

Der Mord an Friederike Durlach ist ein Beispiel für eine sogenannte Hinderniselimination, wie es nüchtern im Fachjargon heißt. Häufiger noch sind diese Fälle mit umgekehrter Rollenverteilung, also solche, in denen der als störend empfundene Mann von der Ehefrau getötet wird oder aber diese seine Tötung in Auftrag gibt, um den Weg frei zu machen für den neuen Freund.

Dieter Durlach selbst habe ich nicht kennengelernt, aber aus den gesamten Akten heraus erschien mir seine Vorgehensweise eher schillernd. Ich wurde in diesem Fall den Eindruck nicht los, dass Dieter Durlach seiner neuen Freundin Schauergeschichten von einer angeblichen Bedrohung durch seine Ehefrau erzählt hatte, um in ihr die Bereitschaft zu wecken, den Plan für die Tötung seiner Ehefrau zu teilen und tatkräftig zu unterstützen. Der Verdacht, er habe seine neue Freundin für die Beseitigung seiner Ehefrau geschickt instrumentalisiert, war nach dem Gespräch mit Frau Kniebach nicht von der Hand zu weisen. Allerdings war sie eine sehr intelligente Frau mit einem testpsychologisch nachgewiesenen IQ von 118. Sie hatte ihr Leben bis zur Tat gemeistert und ihren Sohn erzogen, war mit Beruf und Haushalt gut zurechtgekommen. Sie war erwachsen und reif genug, sich nicht in dieser Weise instrumentalisieren zu lassen.

Weder Herr Durlach noch die damalige Frau Kunzmann waren vorbestraft, im Gegenteil, sie waren bis zu ihrer Verurteilung vollkommen unauffällig. Beide stammten aus der Mitte der Gesellschaft, gingen ihrer Arbeit nach und kümmerten sich um ihre Kinder – und beschlossen plötzlich die Tötung einer Frau. Im Vorfeld konstruierten sie gewissermaßen »rationale Gründe«, die affektiv unterfüttert wurden, bis nur noch eine Lösung im Raum stand: »Die Frau muss weg.« Und weil das nicht wie von Zauberhand geschehen konnte, war klar, was gemeint war. Frau Kniebach war jedoch keine dissoziale Frau. Sie war nicht grundsätzlich kaltherzig, hatte kein Faible für Gewalt, sondern hing im Erwachsenenalter einem Cinderella-Wunschtraum vom holden Prinzen nach. Sie träumte und setzte sich mit den realen Gegebenheiten in naiver Weise auseinander.

In ihrem Erzählstil fiel auf, dass sie oft Superlative benutzte. Alles war stets »total«, »super«, »wahnsinnig«. Positive Dinge beschrieb sie als ganz besonders positiv, ohne dies inhaltlich zu konkretisieren. Es blieb alles im reinen Gefühl verhaftet, dessen Basis keiner weiteren Spezifizierung bedurfte. Ihre Art der Wunscherfüllung bestand darin, dass Probleme sich schlichtweg in Luft auflösen sollten – eine im Grunde kindliche Herangehensweise.

Wie schon der Sachverständige, der ihre Schuldfähigkeit begutachtet hatte, kam auch ich zu dem Ergebnis, dass Frau Kniebach eine deutlich histrionische Persönlichkeit war. Menschen mit einem histrionischen Persönlichkeitsstil neigen zur Dramatisierung, zu theatralischen Lösungen, zum übertriebenen Ausdruck von Gefühlen und Erlebtem. Sie sind oft leicht beeinflussbar durch andere Personen, ihre Emotionen sind eher oberflächlich und von situativen Stimmungen geprägt. Sie sind ebenso schnell zu begeistern wie gelangweilt und einer Sache überdrüssig. Es zählt das Im-Mittelpunkt-Stehen, das Kurzweilige, es ist wichtig, dass »etwas los ist«. Sonst wird es schnell als Langeweile und Eintönigkeit empfunden. Und sie verlangen nach Anerkennung, möchten im Mittelpunkt der Aufmerksamkeit stehen. Im Auftreten sind sie oftmals gesellig, redegewandt, freundlich und zugänglich, aber auch ein wenig flatterhaft. In ihrer Psychomotorik, also in ihrem unbewussten körperlichen Ausdrucksverhalten, wirken sie häufig kokett und verführerisch.

Zur Entwicklung einer histrionischen Persönlichkeitsstörung gibt es unterschiedliche theoretische Ansatzpunkte. Einer besagt, dass die Betroffenen durch ihre frühkindliche Erziehung dazu gebracht werden, ihr äußeres Erscheinen und Auftreten insgesamt zu perfektionieren, um beängstigenden Situationen zu entkommen. Ihre Ausstrahlung ist oft überdurchschnittlich positiv, sie erzeugen das Gefühl von verbindlichem Frohsinn und Nahbarkeit, aber emotional gibt es diese nicht. Die Beziehungsmuster zielen maßgeblich auf Anpassung und den

Wunsch, von allen geliebt zu werden. Ihre Handlungen und Emotionen resultieren meist aus der jeweiligen Situation und nicht aus grundlegenden Überzeugungen und situationsunabhängigen Prinzipien. Das macht sie zu Menschen, die spontan handeln und spontan begeisterungsfähig sind, sich aber auch spontan in Dinge hineinsteigern können. Sie hören auf ihre Intuition, ohne diese kritisch mit Fakten rückzukoppeln.

Rainer Sachse, ein maßgeblicher Experte für Persönlichkeitsstörungen, beschreibt das Bedürfnis nach Wichtigkeit als das zentrale Beziehungsmotiv histrionischer Menschen. Histrioniker hegen den großen Wunsch, für andere Menschen eine besonders zentrale Stellung zu erlangen. Sie wollen Aufmerksamkeit und prüfen die Beziehung zu anderen Menschen auf Verlässlichkeit. Ferner besteht ein starkes Bedürfnis nach Hilfe, Schutz und Unterstützung. Betroffene Frauen sehnen sich dann etwa nach dem »starken Mann an ihrer Seite«. Um diese Bedürfnisse zu befriedigen, bedienen sie sich unbewusster Strategien: Sie treten verführerisch auf, opfern sich auf und versuchen, den anderen an sich zu binden. Die Bereitschaft, einen Auftragsmörder zu bezahlen, ist in gewisser Weise ein solcher Versuch, ein Signal der Aufopferung: Sieh, was ich alles für dich tue, also verlass mich nicht. Um diesem Wunsch nach Unentbehrlichkeit nachgehen zu können, müssen Überzeugungen und vermeintliche Sachzwänge konstruiert werden, die das eigene Handeln unausweichlich erscheinen lassen.

So gab es für Frau Kniebach keinerlei Zweifel, dass ihr Freund sie zu Recht vor möglichen Gewaltattacken seiner Frau warnte, auch wenn diese niemals irgendwelche Anstalten gemacht hatte, Kontakt zu Frau Kniebach aufzunehmen, ihr nie auflauerte, sie nie anrief und beschimpfte oder sonst irgendeine Szene machte. Ihre Erzählungen wirkten an dieser Stelle farblos, unecht, unplausibel. Übrig blieb ihr Hang zur Dramatisierung. Diese Dramatisierung wiederum bildete auch die Grundlage für die ins Tragische gesteigerte Liebesfantasie zu ihrem damaligen Freund, mit dem das gemeinsame Glück um den Preis der Auslöschung eines anderen Lebens erzwungen werden sollte. Zwei Kinder verloren ihre Mutter. Das ist die harte Realität, die hinter dem opernhaften Skript hervorscheint.

Manche Histrionikerinnen werden indes zu wahren Steh-auf-Figuren. Vieles perlt an ihnen ab, Lebensumstände hinterlassen keine tiefen Zäsuren. Auch Frau Kniebach zeigte diesen Wesenszug – nämlich als sie die potenziell unangenehme Erkenntnis beiseiteschob, womöglich manipuliert worden zu sein. Diese Fähigkeit ist keineswegs nur von Nachteil, im Gegenteil, sie führt dazu, dass Misslichkeiten im Leben keine größeren Leidenszustände nach sich ziehen. Frau Kniebachs Neigung, Gegebenheiten auszublenden und am Idealbild festzuhalten, zeigte sich auch in der Heirat mit Herrn Durlach, obwohl aus den Akten deutlich wurde, dass beide zu diesem Zeitpunkt schon begonnen hatten, sich voneinander zu distanzieren. Frau Kniebach hat sich durch die lange Haft nicht sonderlich beschweren lassen. Sie ist durch das normativ wirkende Milieu zu legalen Verhaltensweisen zurückgekehrt.

Wenn ich ein Gutachten zum Risikoprofil erstelle, schaue ich zunächst, welche risikorelevanten Eigenschaften den Betreffenden auszeichnen, zum Beispiel welche inneren Überzeugungen er hat, ob er impulsiv, gewaltbereit oder dominant ist. Ebenso spielt eine Rolle, welche statistische Wiederholungswahrscheinlichkeit überhaupt mit dem jeweiligen Delikt verbunden ist. Ladendiebstahl etwa hat eine sehr hohe Rückfallwahrscheinlichkeit von über 50 Prozent, Tötungsdelikte jedoch »nur« eine von rund drei Prozent. Wenn jemand also einen anderen Menschen getötet hat, ist das Risiko gering, dass er es ein zweites Mal tut, es sei denn, er hat ganz bestimmte Persönlichkeitseigenschaften, die diese Wahrscheinlichkeit deutlich steigern. Explizite Mordlust, Sadismus oder auch verfestigte antisoziale Einstellungen können die Prognose verschlechtern.

In diesem Fall war das Delikt in eine hochspezifische Täter-Opfer-Konstellation und Täter-Täterinnen-Beziehung eingebunden. Erst das Zusammenwirken des recht dubios agierenden Herrn Durlach mit der histrionischen Freundin führte letztlich zum Aushecken des Tatplans. Hätte Herr Durlach sich von seiner Frau getrennt und wäre er mit seiner Geliebten zusammengezogen, wäre diese im Leben nicht auf die Idee gekommen, die Tötung in Auftrag zu geben.

*

Doch beantwortet das die Frage, warum jemand einfach einen Mord in Auftrag gibt, ohne jemals durch Gewalttätigkeit oder Brutalität aufgefallen zu sein? Menschen mit sehr histrionischen Eigenschaften leben in einer Fantasiewelt beziehungsweise wollen mit den Herausforderungen des realen Lebens möglichst wenig konfrontiert werden. Probleme sollen sich von selbst lösen. Augen zu und durch. Es wird schon gut gehen. Sie werden vom Augenblick gesteuert und von den Emotionen, die andere Menschen ihnen suggerieren.

Die Liebe zur Dramatik und eine gehörige Portion Beeinflussbarkeit taten im Fall von Frau Kunzmann ihr Übriges. In diesem Fall führte die Geschichte, die Dieter Durlach ihr präsentierte, dazu, dass ihr histrionisches Bedürfnis nach Drama und Aufmerksamkeit befriedigt wurde und zugleich ihre eigene Angst vor einer manifesten Bedrohung entstand, sodass sie für den Gedanken anfällig wurde, dass ihr Überleben und nicht zuletzt ihr Lebensglück mit Dieter Durlach vom Tod seiner Ehefrau Friederike abhing. Seine Geschichte über die angeblichen Rachefeldzüge von Friederike gegen Britta erfüllte also ihren Zweck.

Gleichwohl waren die Gesamtumstände der Tat und der Täter-Konstellation so spezifisch, dass das einschlägige Wiederholungsrisiko für diese Frau, die bei der Entlassung aus der Haft das 50. Lebensjahr überschritten hatte, extrem gering war. Britta Kunzmann kam nach meinem Gutachten in den offenen Vollzug und wurde nach 15 Jahren vollständig entlassen. Sie arbeitete fortan als Verkäuferin in einem Modegeschäft und wurde nicht mehr straffällig.

3 Strafe für Maria

Anna Horstbrink schob den Kinderwagen mit der kleinen Laura durch Laubenheim, einen beschaulichen Ortsteil von Mainz, als sie bemerkte, dass ihr eine Person mit energischen Schritten folgte. Sie hörte das Aufsetzen der Schuhe auf dem Asphalt und einen leicht raschelnden Stoff, der offenbar durch die vehemente Bewegung mitschwang. Um die Person, die es eilig zu haben schien, vorbeizulassen, hielt Anna Horstbrink für einen kurzen Moment inne, als sie auch schon aus dem Augenwinkel sah, wie eine junge Frau in Regenjacke mit einem Küchenmesser in Richtung Kinderwagen stach. Anna Horstbrink schrie auf und packte im Bruchteil einer Sekunde die fremde Frau am Arm, die weiterhin versuchte, auf den Kinderwagen einzustechen, bis ein Mann, der den angstvollen Schrei gehört hatte, aus dem Gemüseladen schräg gegenüber herbeigelaufen kam und der jungen Mutter zu Hilfe eilte. Er konnte die Angreiferin festhalten und ihr das Messer entwinden, während Anna Horstbrink ihre Tochter aus dem Wagen nahm und mit ihr in den nächsten Laden rannte, um die Polizei zu rufen. Es war nur glücklichen Umständen und der reflexhaften

Reaktion der Mutter zu verdanken, dass Laura keinerlei Verletzungen erlitten hatte.

*

Die Polizisten trafen am Tatort auf die 24 Jahre alte Christine Lukmann, die verwirrt schien und Dinge sagte wie: »Sie ist nicht die Jungfrau, das ist das Kind von Maria, ich bin die Jungfrau, Maria muss sterben, muss sterben, ich bin die Jungfrau.« Wie sich rasch herausstellte, war Christine Lukmann seit ihrem 18. Lebensjahr bereits 18 Mal in psychiatrischen Kliniken stationär behandelt und wiederholt zwangseingewiesen worden. Der letzte Aufenthalt lag nur acht Wochen zurück. Immer waren bedrohliche Situationen, in denen Christine Lukmann andere Menschen mit einem Messer oder einem Hammer bedroht hatte, der Grund für die Einweisung gewesen.

Die Polizeibeamten brachten die offenkundig psychisch gestörte Frau auf eine geschlossene Station des zuständigen Landeskrankenhauses, wo Christine Lukmann zunächst erneut zwangsweise untergebracht wurde. Nach wenigen Tagen wurde sie durch Beschluss des zuständigen Amtsgerichts auf Grundlage des Paragrafen 126a der Strafprozessordnung (StPO) auf die Frauenstation einer hoch gesicherten forensischen Klinik verlegt. Dieser Paragraf bildet die Rechtsgrundlage für die Unterbringung psychisch kranker Straftäter, wenn die Umstände erwarten lassen, dass die Person zur Tatzeit erheblich vermindert schuldfähig oder gar schuldunfähig gewesen ist und weiterhin als gefährlich eingeschätzt werden muss. Was die Untersuchungshaft für den psychisch gesunden Straftäter ist, ist der Paragraf 126a StPO für den psychisch kranken.

Die zuständige Staatsanwältin rief mich an und fragte, ob ich im Rahmen des Prozesses ein Gutachten erstellen könne, das die Schuldfähigkeit Christine Lukmanns beurteilte sowie die Frage, ob von ihr weiterhin eine Gefährdung ausginge. Ich sagte zu und ließ mir die Akten schicken. Schon die erste Beschreibung des Delikts am Telefon ließ vermuten, dass die Täterin zum Tatzeitpunkt in einem psychotischen Zustand gewesen sein musste. Dafür sprachen der hochgradig impulsive, unvermittelte Tatablauf, das der Täterin gänzlich unbekannte Opfer und die konfusen Kommentare, die auf ein religiöses Wahnthema hindeuteten.

In Vorbereitung auf die psychiatrische Untersuchung studierte ich zunächst die Akten zum Tathergang, die Zeugenaussagen der Mutter der beinahe zu Schaden gekommenen Laura, des beherzt eingreifenden Gemüseverkäufers, den Bericht der Polizeibeamten sowie die späteren Aussagen der Eltern von Christine Lukmann, die in der Hoffnung, dass ihr auf diese Weise besser geholfen werden könne, ausführliche Aussagen zu ihrer Tochter machten.

Wer war Christine Lukmann, und wie kommt eine 24 Jahre alte Frau dazu, mit einem Messer auf einen im Kinderwagen liegenden Säugling einstechen zu wollen? Die Akten boten einige Informationen, die deutlich konkretisierten, was ich bereits ahnte. Die Tat war die einer hochgradig verwirrten Frau, die schon seit Langem mit starken Wahnvorstellungen zu kämpfen hatte.

Christine Lukmann wurde als ältestes von drei Kindern in Mainz geboren und wuchs in behüteten Verhältnissen auf. Die Familie wohnte in einem dörflich geprägten Stadtteil von Mainz. Der Vater Karl war Ingenieur, die Mutter Gudrun Grundschullehrerin. Christine, 1972 geboren, war ein fröhliches Kind, das kaum Schwierigkeiten machte und sich liebevoll um die 1975 geborene kleinere Schwester Carla kümmerte. Zu dem zehn Jahre jüngeren Bruder hatte sie weniger Kontakt. Sie besuchte die ortsansässige Grundschule und später ein nahe gelegenes Gymnasium, das sie bis zur zehnten Klasse problemlos durchlief. Ab der Oberstufe, im Alter von knapp 17 Jahren, begann Christine zu kiffen, erst sporadisch auf Partys, dann regelmäßig. Sie veränderte sich, zog sich zurück, wurde den Eltern gegenüber wortkarg, lag an den Wochenenden ganze Tage bei zugezogenen Vorhängen im Bett, löste die langjährige Freundschaft zu zwei Mädchen auf, mit denen sie im Schwimmverein gewesen war, und verschlechterte sich in der Schule. Sie hatte zu nichts mehr Lust, zeigte wenig Interesse und reagierte weder auf gut gemeinte elterliche Gespräche noch auf Schimpfen und Kritik. Die Eltern waren ratlos, vermuteten, dass ihre Tochter sich in der Spätphase einer bis dahin recht unkompliziert verlaufenden Pubertät befände und womöglich verschwiegener Liebeskummer die Ursache für den Rückzug sei. Außerdem hatten sie den Verdacht, Drogen könnten eine Rolle spielen, beruhigten sich aber damit, dass Cannabis so schlimm nicht sei. Hauptsache, die Tochter gerate nicht an Heroin.

Die Mutter hatte der Polizei von einer ersten dramatischen Situation kurz nach Christines 18. Geburtstag berichtet, als diese gegen 3:00 Uhr nachts schreiend und tobend in das Schlafzimmer der Eltern stürmte, sich mit einem Messer in der Hand vor dem Bett der hochgeschreckten Eltern aufbaute und schrie, dass ihre Mutter in Wahrheit nicht ihre Mutter sei, sondern Maria, die Mutter Gottes. Maria habe ihre, Christines, Mutter getötet und gebe sich jetzt selbst als diese aus. Die Frau, die regungslos vor ihr im Bett saß, sei also nicht ihre Mutter, sondern die Mörderin Maria. Sie schrie wirre, unverständliche Dinge und drohte der vermeintlichen Maria, dass sie sich vorsehen solle und den Mord büßen werde. Des Weiteren sei sie selbst die wahre Jungfrau. Unvermittelt machte Christine nun auf dem Absatz kehrt, verschwand mit einem lauten Türenknallen aus dem Schlafzimmer der Eltern und zog sich in ihr Zimmer zurück, sodass Karl und Gudrun Lukmann, die sich vorher nicht zu rühren gewagt hatten, die Gelegenheit nutzten, um die Polizei zu rufen.

Christine Lukmann kam daraufhin ein erstes Mal in die Psychiatrie, wo sie auf Grundlage des Psychisch-Kranken-Gesetzes (PsychKG) zunächst gegen ihren Willen aufgenommen wurde. Das Gesetz erlaubt, Menschen aufgrund schwerer psychischer Erkrankungen bei unmittelbar bevorstehender Selbst- oder Fremdgefährdung auch ohne ihre Einwilligung stationär unterzubringen. Eine solche Unterbringung muss durch das zuständige

Amtsgericht angeordnet werden und kann nur so lange bestehen bleiben, wie eine unmittelbare Gefahr besteht.

Bei Christine Lukmann vermuteten die Ärzte rasch eine beginnende Schizophrenie und verordneten Neuroleptika, eine besondere Gruppe von Psychopharmaka, die wahnhaftes Erleben und Halluzinationen vermindern oder gar verhindern, mitunter aber sehr unangenehme Nebenwirkungen wie Gewichtszunahme, Unruhe und Müdigkeit haben können.

Nach ein paar Wochen erklärte Christine Lukmann, von nun an freiwillig in der Klinik zu bleiben, worüber die Eltern sehr erfreut waren. Weitere 14 Tage später ließ sie sich jedoch entlassen und kehrte nach Hause zurück. Sie ging für eine Weile normal zur Schule, lief dann aber aus dem Unterricht fort, kam tagelang nicht wieder, konnte schließlich krankheitsbedingt die Schule nicht beenden und erhielt ein Abgangszeugnis. Fortan verbrachte Christine Lukmann mehrere Monate im Jahr in der Psychiatrie.

Ich notierte mir, dass ich mich, wenn ich Christine Lukmann in der Klinik besuchen würde, um die alten Arztbriefe von den stationären Voraufenthalten bemühen wollte, um mir ein Bild über die jeweiligen Anlässe der zwangsweisen Unterbringungen zu machen. Gudrun Lukmann, so ging es aus den Akten hervor, wusste über ihre Tochter ausführlicher zu berichten als der Vater und gab an, dass Christine immer wieder neu auf Medikamente eingestellt worden war, die vorübergehend zu einer gewissen Besserung ihres Befindens und zur Entlassung aus der Klinik geführt hatten. Da die Nebenwirkungen ihr jedoch sehr zu schaffen machten, setzte Christine Lukmann die ungeliebte Medikation alsbald wieder ab. Stattdessen kiffte sie wieder regelmäßig. Bald zeichnete sich ein Muster ab: Immer wenn sie ein Mittel abgesetzt hatte, kam sie nach wenigen Wochen erneut in die Psychiatrie.

Obwohl es auf geschlossenen Stationen verboten ist, ging Christine während einem dieser Aufenthalte eine sexuelle Beziehung zu einem Mitpatienten ein, der drogenabhängig und ebenfalls schizophren war. Christine wurde schwanger, zwei Monate später erlitt sie eine Fehlgeburt.

Karl Lukmann berichtete von einem zunehmend unerträglichen Zusammenleben mit der Tochter, die, sofern sie nicht in der Klinik war, ihr Zimmer verwahrlosen ließ, sich nicht mehr wusch, reizbar und streitsüchtig wurde, kam und ging, wann es ihr passte, ohne dass ihre Eltern eine Ahnung gehabt hätten, wo sie sich – insbesondere zur Nachtzeit – aufhielt. Die Eheleute gerieten immer wieder auch untereinander in Streit und gaben sich gegenseitig die Schuld an der Erkrankung der Tochter, wenngleich sie durchaus wussten, dass die Vorwürfe im Grunde ungerecht waren.

Verblüfft waren die Eltern von den religiösen Wahnmotiven ihrer Tochter. Sie schilderten sich als nicht sonderlich religiös und hatten neben den üblichen Gottesdienstbesuchen zu den hohen Feiertagen und der Konfirmation der Kinder keinen Bezug zur Kirche. Sie wurden nicht schlau aus dem, was die Tochter in den psychotischen Episoden erzählte: dass Gudrun Lukmann nicht ihre Mutter sei, sondern Maria, die Mutter Gottes, die ihre wahre Mutter getötet habe, und dass sie selbst die Jungfrau Maria sei. Außerdem berichtete sie, dass sie kein Gehirn habe und ihr Kopf vollkommen leer sei. Die Mutter Gottes versuche, sie in der Nacht zu vergewaltigen, weil sie nicht wolle, dass sie, Christine, die eigentliche Jungfrau sei. Nacht für Nacht werde sie von Maria heimgesucht.

Zu Hause kam es zu verschiedenen bedrohlichen Situationen. Mal stand die Tochter mit einem Messer vor oder hinter der Mutter, mal warf sie einen schweren Aschenbecher aus Bronze in Richtung ihres Kopfes, mal drohte sie unverhohlen damit, sie zu töten. Man kann sich vorstellen, dass die Eltern zunehmend Angst vor ihrer Tochter bekamen, aber längst nicht immer gab es einen Anlass für eine neuerliche Zwangseinweisung, und da Christine Lukmann sich selbst nicht für krank hielt, sondern ihre Gedanken für unverbrüchliche Realität, gelang es nur selten, sie zu einem freiwilligen Aufenthalt in der Klinik zu bewegen.

In einer ihrer stabilen Phasen kamen die Eltern mit Christine überein, eine kleine eigene Wohnung für sie anzumieten, was dann auch geschah. Einen Wohnheimplatz in einem Heim für psychisch Kranke lehnten Tochter und Eltern ab. Seither wohnte Christine in Laubenheim, bis es rund zehn Monate später zum Angriff auf den Kinderwagen kam. Vermutlich hatte sich ihr Zustand schon zuvor zusehends verschlechtert, denn die Eltern berichteten der Polizei, dass ihre Tochter die Nächte oft auf der Straße umherstreunend verbracht hatte.

*

Ich fuhr in die Klinik und traf die 24 Jahre alte, körperlich etwas aufgedunsene und ungepflegt wirkende Frau, die mit einer Jeans und einem fleckigen Sweatshirt bekleidet war, in einem Gesprächsraum vor der Krankenstation. Ich stellte mich vor und erklärte, warum ich gekommen sei und dass das Gespräch für sie freiwillig sei. Christine Lukmann war erkennbar sehr schwer krank. Sie unterbrach mich sofort und sagte, sich mehrmals wiederholend: »Mutter Maria ist auf die Erde gekommen, ist auf die Erde gekommen ... sie macht sich lustig über mich, lustig, lustig ... die ist nicht die Jungfrau, ich bin die Jungfrau. Sie hat viele Kinder, ganz viele Kinder hat sie, und meine Mutter hat sie auf dem Gewissen, meine Mutter ...«

Es war offensichtlich, dass ein thematisch geordnetes Gespräch mit Christine Lukmann zur vollständigen Erhebung ihrer Biografie zu diesem Zeitpunkt noch nicht möglich war. Stattdessen würde ich direkt auf die Themen und Aussagen eingehen müssen, die Christine Lukmann anbot. Der Rest würde sich später finden. Ich frage also: »Ihre Mutter? Ist denn die Frau zu Hause nicht Ihre Mutter?«

»Nein, das ist nicht meine Mutter, das ist die Mutter Maria, die meine Mutter getötet hat ...«

»Und was ist mit Ihrer Schwester und Ihrem Bruder? Sind das Ihre Geschwister?«

Christine Lukmann stutzte, nickte dann jedoch.

»Oder sind das die Kinder der Mutter Maria?«

»Das sind meine Schwester und mein Bruder.«

»Und Ihr Vater?«

Christine Lukmann zuckte mit den Schultern. »Weiß ich nicht, weiß ich nicht, weiß ich nicht.«

Im weiteren Gespräch erzählte sie, Maria nehme die Gestalt von Kindern an, um sich unschuldig zu geben. Weil das Baby im Kinderwagen die verwandelte Maria gewesen sei, habe sie es töten wollen. Ich fragte sie, woher sie das wisse, und sie wiederholte: »Maria nimmt die Gestalt von Kindern an, weil Kinder unschuldig sind, und dadurch tut sie dann auch unschuldig. Sie ist aber nicht unschuldig. Ich bin die Jungfrau.« Maria suche sie außerdem nachts heim und versuche, sie zu vergewaltigen, um ihren Platz einnehmen zu können.

»Aber ich habe gelesen, dass Sie mal schwanger waren«, wandte ich ein. »Wie kann das sein?«

»Das stimmt nicht. Ich bin die Jungfrau.«

»Aber Sie waren doch schwanger?«

»Nein, war ich nicht. Das ist Quatsch, ist Quatsch, Quatsch ist das. Ich bin die Jungfrau.«

Christine Lukmann berichtete, dass ihr Kopf leer sei, ihr Vater das Gehirn entfernt und den Kopf wieder auf ihrem Hals angenäht habe. Sie zeigte auf ihren Hals und fuhr mit dem Finger eine imaginäre Linie nach, um die Stiche zu zeigen. Ich fragte, ob sie etwas gegen den Vater unternehmen wolle. Ja, den wolle sie auch töten.

So ging das Gespräch noch eine Weile weiter. Ich versuchte, eine biografische Anamnese vorzunehmen und die Patientin nach ihrer Version ihres Lebenslaufs zu befragen. Das gelang allerdings nur bedingt und in Bezug auf die wichtigsten Rahmendaten ihres jungen Lebens. Schon nach wenigen Augenblicken kam Christine Lukmann wieder auf ihre Vorstellungen von der Mutter Gottes zu sprechen. Ich konnte jedoch erfahren, dass sie mit 16 Jahren angefangen hatte zu kiffen und dass es ihr damit stets gut gegangen sei. Wie oft und wie viel Cannabis sie geraucht hatte, konnte sie nicht sagen. Nach rund 45 Minuten war ihre Konzentration so erschöpft, dass ich sie nicht weiter belasten wollte und das Gespräch beendete.

Womöglich wäre es zu einem späteren Zeitpunkt, wenn sie erst wieder eine Weile Antipsychotika eingenommen hätte, leichter gewesen, sich mit Christine Lukmann zu unterhalten. Gerichtsgutachten müssen aber innerhalb weniger Wochen erstellt werden, und es dauert meist deutlich länger, bis es den Betroffenen besser geht. Hier ließ sich die Kernfrage des Gutachtens ohnehin mühelos beantworten. Es war eindeutig, dass die Tat mit dem Krankheitsbild zusammenhing und dass weitere Gewalttaten nicht auszuschließen waren. Karl und Gudrun Lukmann waren, wie die bedrohlichen Situationen zu Hause gezeigt hatten, in hohem Maße gefährdet. Sie waren Teil des bizarren Wahnsystems ihrer Tochter, die sie als feindselig und gefährlich erlebten. In Fällen von Schizophrenie ist das Risiko groß, dass der Patient in einer subjektiv empfundenen Notwehrsituation, die auf dem wahnhaften Erleben beruht, gewalttätig wird. Weitere zukünftige Opfer könnten Kinder sein, die Christine Lukmann wahllos und zufällig als eine Art Alter Ego der gefährlichen Maria, der Mutter Gottes, ansehen würde.

Die Unterbringung in der Forensischen Psychiatrie war aus fachlicher Sicht in diesem Fall unausweichlich.

Vor Gericht erläuterte ich die Diagnose einer paranoiden Schizophrenie und stellte den Zusammenhang zwischen der Tat und der schweren psychischen Erkrankung dar, die juristisch unter den Begriff der krankhaften seelischen Störung fällt. Es war klar, dass die Einsichtsfähigkeit in Recht- oder Unrechtmäßigkeit ihres Handelns grundsätzlich gegeben war, dass Frau Lukmann also abstrakt durchaus wusste, dass man nicht töten darf. Jedoch war ebenso deutlich, dass ihre Steuerungsfähigkeit ganz erheblich beeinträchtigt war. Insgesamt war das Persönlichkeitsgefüge der jungen Frau durch den frühen Beginn und rasanten Verlauf der Krankheit stark verändert. Christine Lukmann wurde auf Grundlage des Paragrafen 63 des Strafgesetzbuchs (StGB) in der Klinik für psychisch kranke Straftäter untergebracht.

*

Danach hörte ich lange nichts mehr von Christine Lukmann. Meist werde ich über den Ausgang der Verfahren, an denen ich als Sachverständige beteiligt war, nicht extra in Kenntnis gesetzt, und in solchen eher klassischen, aus forensisch-psychiatrischer Sicht nicht sonderlich komplizierten Fällen fordere ich das Urteil auch nicht an. Meist sehe ich die Personen, die ich begutachte, also nur im Rahmen des konkreten Auftrags und danach nicht mehr. Manchmal jedoch kommt es vor, dass ich jemanden im Verlauf der Inhaftierung und Behandlung zweimal hintereinander begutachte, dann nämlich, wenn es um eine Nachfolgebeurteilung zur Vorbereitung einer Entlassung geht.

Zehn Jahre später wurde ich erneut mit einem Gutachten über Frau Lukmann beauftragt, diesmal von der Strafvollstreckungskammer des zuständigen Landgerichts. Die Akte war zwischenzeitlich beträchtlich angewachsen, denn Christine Lukmann war ein weiteres Mal verurteilt worden. Ich las, dass sie nach dem Angriff auf den Kinderwagen vier Jahre in der Klinik für psychisch kranke Straftäter gewesen und dann in einem offenbar stabilisierten Zustand entlassen worden war. Frau Lukmann hatte sich auf die Behandlung in der Klinik eingelassen, hatte an Tagesstruktur gewonnen, mehrere Stunden am Tag einer geschützten Arbeit nachgehen können und in den schrittweise gewährten Ausgängen Zuverlässigkeit bewiesen.

Ihre Wahnvorstellungen jedoch hatten sich nicht aufgelöst. Fachsprachlich würde man sagen, dass die Wahninhalte sich chronifiziert hatten. Die sogenannte Wahndynamik, also die emotionale Bedeutung des Wahns, war allerdings deutlich in den Hintergrund getreten. Zugespitzt heißt das: Christine Lukmann hielt sich zwar weiterhin für die eigentliche Jungfrau Maria, aber es war ihr im Alltag egal. Es war ihr auch egal, dass ihr Kopf nur auf dem Hals angenäht war, es spielte einfach keine große Rolle. Dass ihre Eltern sie besuchen kamen, fand sie ganz nett, auch wenn sie weiterhin zumindest Zweifel hegte, ob ihre Mutter wirklich ihre Mutter war. Aber freundlich war die Frau in jedem Fall.

Nach vier Jahren also setzte das Gericht, auch damals von einem Sachverständigen beraten, die Unterbringung nach Paragraf 63 StGB zunächst zur Bewährung aus und erklärte sie schließlich für beendet, nachdem Christine Lukmann ein weiteres Jahr in einem Wohnheim für psychisch kranke Menschen gelebt und sich dort gut eingefügt hatte.

Frau Lukmann blieb zwar in dem Heim, doch ihr Zustand verschlechterte sich. Rund acht Monate nach der Beendigung der psychiatrischen Maßregel begann sie, heimlich Alkohol zu trinken, spuckte ihre Medikamente aus, hielt das Heim für ein Bordell, zeigte bald massive Vergewaltigungsängste und beschuldigte ihre männlichen Mitbewohner, sie angreifen zu wollen. Ganz normale Klecksereien in der Gemeinschaftsküche hielt sie für Spermaspuren, die ihre Vergewaltigung eindeutig beweisen würden. Sie wurde zur Krisenintervention stationär in der Allgemeinen Psychiatrie aufgenommen, da die Klinik für psychisch kranke Straftäter nach der beendeten Maßregel für sie nicht mehr zuständig war.

Frau Lukmann hatte mittlerweile einen vom Amtsgericht bestellten Betreuer, der sich um all ihre behördlichen und gesundheitlichen Angelegenheiten kümmerte. Auch der neuerliche stationäre Aufenthalt in der Psychiatrie fand auf betreuungsrechtlicher Grundlage statt, da Christine Lukmann selbst nicht in der Lage war zu erkennen, dass sie wieder Hilfe brauchte. Sie blieb einige Wochen in der Klinik und kehrte anschließend ins Wohnheim zurück.

Das ging zweimal so, bis auch das Heim signalisierte,

dass Frau Lukmann dort nicht mehr tragbar war. Der Betreuer kümmerte sich um einen neuen Heimplatz, doch kurz vor dem bevorstehenden Umzug wurde Frau Lukmann erneut massiv gewalttätig. In der Küche attackierte sie eines frühen Abends einen männlichen Mitbewohner mit einem Messer und stach ihm unvermittelt zweimal von hinten in den Rücken. Dann lief sie unter wüsten Beschimpfungen mit dem Messer in der Hand auf die Straße hinaus und stach auf ein Kind ein, das zufällig mit einem Roller vorbeifuhr. Durch glückliche Umstände wurde das Kind nur seitlich am Oberarm getroffen und erlitt keine schwere Verletzung. Christine Lukmann wurde schließlich von mehreren Polizeibeamten in unmittelbarer Nähe des Wohnheims überwältigt und festgenommen.

Es kam zu einem zweiten Gerichtsverfahren, in dem die Schuldfähigkeit der Angeklagten von einem Sachverständigen beurteilt wurde. Er gelangte, wie zu erwarten war, zu einem ähnlichen Ergebnis wie ich im ersten Strafverfahren und beschrieb eine nur noch stärker ausgeprägte Chronifizierung der Erkrankung. Die Wahnthemen von einst waren aktuell wie eh und je. Da Frau Lukmann die Medikamente zuletzt nicht mehr zuverlässig eingenommen hatte, waren ihre eigentümlich realitätsfernen Gedanken wieder in den Vordergrund getreten und zuletzt sogar handlungsbestimmend geworden. Gemäß ihrer verschobenen Wahrnehmung musste Christine Lukmann das Kind attackieren, weil es die liederliche Mutter Maria war, die es zu bestrafen galt. Den Mitbewohner verletzte sie, weil er einer der nächtlichen Vergewaltiger war, wie sie anhand der Fettspuren in der Küche zweifelsfrei zu wissen glaubte.

Christine Lukmann wurde also zum zweiten Mal gemäß Paragraf 63 StGB in der Forensischen Psychiatrie untergebracht. Dort benötigte man nach einigen Jahren erneut ein sogenanntes Prognosegutachten, also ein Gutachten, das die weiterhin bestehende Gefährlichkeit und den Behandlungsstand beurteilt, und so traf ich Christine Lukmann schließlich wieder.

Als ich die mittlerweile 34 Jahre alte Frau in einer forensischen Klinik sah, erkannte ich sie kaum wieder. Ihr Gesicht hatte sich deutlich verändert, war noch ausdrucksloser geworden und wirkte teigig. Sie zeigte kaum eine mimische Regung, schien noch ungepflegter und war geradezu gleichgültig im persönlichen Kontakt. In Bezug auf ihr Wahnthema jedoch war sie von einem eigentümlich missionarischen Eifer beseelt. Das Gespräch selbst war kurz, während das Aktenstudium durch die lange Vorgeschichte umso umfangreicher ausgefallen war. Eine halbe Stunde lang berichtete Christine Lukmann die altbekannten Geschichten von der Mutter Maria, ihrer Jungfräulichkeit, dass sie nie schwanger gewesen und ihr Gehirn vom Vater entfernt worden sei. Den Heimbewohner habe sie angegriffen, weil er Frauen quäle, er selbst habe gesagt, man könne Frauen im Schlaf am besten vergewaltigen. Sie habe sogar an die Mordkommission geschrieben, dass sie nachts vergewaltigt werde, aber die habe nicht reagiert.

Als ich sie fragte, wie sie die Vergewaltigungen bemerke, antwortete sie: »Ich schlafe so tief und fest, dass ich das gar nicht mitbekomme ... Da sehe ich auf den Knien Lippenstift ... Es gibt solche Narkosemittel, da wache ich nicht auf ... Ich bin noch Jungfrau, ich war bei der Frauenärztin, wie das unten aussieht ... Da ist das Pinkelloch und das richtige, das ist aber bei mir zu!«

Der bezichtigte Mitpatient in der Wohngemeinschaft war ein Mann mit ebenso stark chronifizierter Schizophrenie, der seine Tage im Wesentlichen damit verbrachte, apathisch und antriebslos im Gemeinschaftszimmer zu sitzen, den Fernseher vor sich hin flimmern zu lassen und zu den gegebenen Zeiten seine Medikamente beim Personal abzuholen. Er ließ nur den allernötigsten Kontakt mit Menschen zu, sexuelle Kontakte hatte es seit vielen Jahren nicht gegeben.

Befragt dazu, warum sie das Kind auf dem Roller angegriffen habe, stritt Christine Lukmann die Tat mit knappen Worten ab. Das stimme nicht, sie habe das nicht getan. Dann sprang sie plötzlich zu anderen Themen, denen ich keinerlei Sinn entnehmen konnte. Irgendwann stand sie unvermittelt auf, sagte, es reiche ihr jetzt, und verließ den Raum.

Ich blieb noch eine Weile in der Klinik, in der Hoffnung, zu einem späteren Zeitpunkt noch einmal mit ihr sprechen zu können, aber eine neue Kontaktaufnahme gelang nicht mehr. Frau Lukmann saß rauchend im Gemeinschaftsraum, blickte vor sich hin und sprach mit niemandem. Da sich Frau Lukmann seit ihrer Aufnahme immer wieder in krisenhaften Anspannungszuständen befand, durfte sie sich nur innerhalb der Station und des hoch gesicherten Gartens bewegen. In meinem Prognosegutachten kam ich zu einem ungünstigen Ergebnis: Christine Lukmann war nach wie vor für sich und andere gefährlich.

*

Nun kann man sich sicherlich fragen, ob man für diese Feststellung ernsthaft einen Gutachter benötigte, weil doch ganz offensichtlich war, dass es Christine Lukmann keineswegs gut ging. Allerdings verlangt unser sehr ausdifferenziertes Rechtssystem, und ein solches haben wir glücklicherweise, klar geregelte Grundlagen und Vorgehensweisen, nach denen Menschen langfristig mit Freiheitsentzug belegt werden dürfen. Bei psychisch gesunden Straftätern bemisst sich das Strafmaß nach der Schwere der Tat und der erwarteten Sühne; berücksichtigt wird auch der Resozialisierungsgedanke. Bei einer zeitlich befristeten Freiheitsstrafe kann der Verurteilte sicher sein, anschließend wieder in Freiheit zu gelangen. Das Ende der Haft ist für ihn also in irgendeiner Weise absehbar, und die Strafe kann bei guter Führung, dem erkennbaren Willen und der Fähigkeit zur Resozialisierung sogar verkürzt werden. Auch bei einer lebenslangen Haftstrafe wegen Mordes wird eine Mindestverbüßungsdauer festgesetzt, die im Regelfall 15 Jahre beträgt. Danach wird neu darüber befunden, ob die Gesamtumstände erwarten lassen, dass eine Entlassung gefahrlos möglich ist, oder ob der Betreffende weiter in der Haftanstalt verbleiben muss.

In diesen Fällen, in denen die Verweildauer im Freiheitsentzug fraglich und zeitlich unbestimmt ist, bedarf es also der gefährlichkeitsprognostischen Begutachtung. Und das gilt ebenso für Täterinnen und Täter, deren Straftat in Zusammenhang mit einer schwerwiegenden psychischen Erkrankung steht, sodass keine »normale« Freiheitsstrafe, sondern eine Einweisung in die Forensische Psychiatrie beschlossen wurde. Sie ist nämlich per se zeitlich unbefristet und richtet sich im Wesentlichen nach dem Therapieverlauf und der damit verbundenen Frage, ob der Patient weiterhin für andere gefährlich ist. Weil aber der Freiheitsentzug das einschneidendste Instrument des Rechtsstaats ist und die Wiedererlangung der Freiheit, neben der körperlichen Unversehrtheit, das höchste Rechtsgut darstellt, bedarf es einer besonders strikten Überprüfung, um einen solchen Freiheitsentzug fortzusetzen.

Der Unterschied zwischen der pauschalen (und in diesem Fall ja auch zutreffenden) Einschätzung, dass von Frau Lukmann langfristig weiterhin ein hohes Risiko für andere Menschen ausgeht, und einem psychiatrischen Gutachten ist, dass dieses strukturiert sein und nachvollziehbar begründen muss, warum es zu seinem jeweiligen Ergebnis gelangt. Außerdem muss es sich mit der Frage auseinandersetzen, unter welchen Umständen es möglich wäre, das von der Person ausgehende Sicherheitsrisiko zu senken. Auf dieser Grundlage entscheidet die Strafvollstreckungskammer eines Gerichts über die Fortdauer oder Beendigung der Unterbringung.

Im Fall von Frau Lukmann trug zur ungünstigen Prognose bei, dass ihr Krankheitsverlauf schwerwiegend und ihre gesamte Persönlichkeit durch die im 18. Lebensjahr sichtbar gewordene schizophrene Psychose stark verändert war. Die hochgradig bizarren Wahnvorstellungen hielten an und waren feindseliger Natur. Ihre gesamte Krankheitsgeschichte hatte gezeigt, dass Frau Lukmann nur bedingt bereit war, mit den behandelnden Ärzten zu kooperieren. Immer wieder hatte sie die Medikamente abgesetzt, woraufhin der Wahn präsenter wurde und ihren Alltag bestimmte. Während des ersten Aufenthalts in der forensischen Klinik, wo die Tabletteneinnahme kontrolliert wurde und Frau Lukmann einem strengen Tagesablauf folgte, stabilisierte sie sich so weit, dass der damalige Sachverständige berechtigterweise zu dem Ergebnis kam, man könne sie nun in ein Langzeitwohnheim verlegen. In seinem Gutachten wies er explizit darauf hin, dass für eine weitere positive Entwicklung die Fortführung der Medikation und der Verzicht auf Alkohol oder Drogen absolut notwendig seien.

Außerhalb der hoch gesicherten Klinik und nach der Aufhebung des sehr verbindlichen rechtlichen Rahmens aber brach die Kooperation der Patientin mit dem psychiatrischen Hilfesystem wieder zusammen. Sie spuckte die Medikamente aus, trank Alkohol, ihr Zustand verschlechterte sich zusehends. Unter erneuter psychiatrischer Aufsicht ging es ihr zwar besser, allerdings war auch diese Stabilität rückläufig.

Nach dem zweiten Delikt, zum Zeitpunkt meiner erneuten Begutachtung, war klar, dass trotz der kontinuierlichen Medikation und trotz des Lebens unter beschützenden, kontrollierten und reizarmen Bedingungen keine

Verbesserung mehr eintrat. Vielmehr war es – anders als beim ersten Aufenthalt in der Forensischen Psychiatrie – nun wiederholt zu massiven Krisen gekommen. Frau Lukmann hatte mehrmals versucht, in ihrem Zimmer einen Brand zu legen, indem sie ihr Bettzeug oder Papierschnipsel anzündete. Auch diese Brandstiftungen, die sie in unserem kurzen Gespräch ebenfalls abstritt, standen im Zusammenhang mit ihrer Verteidigung gegen die überall vermuteten Vergewaltiger, die ihr die Jungfräulichkeit rauben wollten, die Maria ihr so neidete.

All das machte deutlich, wie handlungsleitend und fremdgefährdend der Wahn inzwischen war. Die Wahnthemen, die um Sexualität und Bedrohung kreisten, waren zum festen Bestandteil der chronifizierten schizophrenen Psychose geworden und gingen trotz der Medikamente nicht zurück. In meinem Gutachten schrieb ich:

»Der ausgesprochen schwere Krankheitsverlauf mit einer konsekutiven Entdifferenzierung der prämorbiden Persönlichkeitsstruktur ist auch durch die weitgehende Wirkungslosigkeit der Neuroleptika gekennzeichnet, durch das Fehlen einer stabilen Symptomremission, durch formale Denkstörungen, durch erhebliche Verminderung der psychosozialen Belastbarkeit und durch das sehr weitgehende Fehlen eines Krankheitsgefühls oder Krankheitsverständnisses.

Frau L. kann bis heute nicht angeben, warum sie überhaupt Medikamente nehmen muss, hat dazu selbst keinerlei Einsicht entwickelt und ist der Ansicht, dass sie diese ebenso gut weglassen könne, dafür aber mal ein Bier trinken dürfe.«

Das Einzige, wovon sich Frau Lukmann in der Dreiviertelstunde, in der ich mit ihr sprechen konnte, mit Nachdruck distanziert hatte, waren Drogen. Sie berichtete mir, dass sie unter Drogen Horrortrips erlebt habe. Im Gutachten führte ich weiter aus, dass für mich zum jetzigen Zeitpunkt nicht absehbar sei, ob und wann Frau Lukmann je wieder dauerhaft so stabil sein würde, dass man sie erneut in ein Wohnheim vermitteln könne. Aus meiner fachlichen Sicht sei der Verbleib in der Klinik für psychisch kranke Straftäter bis auf Weiteres alternativlos. Ich hielt es für unverzichtbar, die Lebensführung der Patientin von außen stark zu strukturieren, denn die Vorgeschichte hatte gezeigt, dass Christine Lukmann, als sie in ihrer eigenen Wohnung lebte, zur Verwahrlosung neigte, umherstreunte, Alkohol trank und Drogen nahm. Eine völlige Rückbildung der Krankheitssymptome sei nach den 18 Jahren der voranschreitenden Erkrankung nicht mehr zu erwarten.

Dennoch ist es auch in tragischen Fällen wie diesem nicht ausgeschlossen, dass die Patienten nach weiteren fünf oder sechs Jahren in ein Heim verlegt werden können. Die Voraussetzung dafür wäre, dass es über einen sehr langen Zeitraum hinweg nicht mehr zu selbst- und fremdgefährdenden Krisen gekommen ist, also dass es im Fall von Christine Lukmann keine weiteren Brandstiftungen gegeben hätte und dass die Wahnthemen insgesamt in den Hintergrund getreten wären. Davon konnte jedoch überhaupt keine Rede sein. Es war keine pharmakologische Strategie erkennbar, die nicht schon versucht worden war. Nichts hatte bislang zu einer durchgreifenden Verbesserung ihres psychischen Zustands geführt.

Die Klinik diskutierte damals sogar die Idee, Frau Lukmann irgendwann in ein Frauenkloster zu vermitteln, aber auch das hielt ich für hochgradig riskant und unrealistisch. Ihre wahnhaften Gedanken waren ja äußerst feindselig, und so brächte ein Frauenkloster neuerlich die Gefahr mit sich, dass Bewohnerinnen dort attackiert würden, zumal der explizit religiöse Kontext der Lebensgemeinschaft diese Dynamik noch befördern würde.

*

Doch wie häufig sind diese schwerwiegenden Fälle von Schizophrenie? Rund ein Drittel der schizophrenen Erkrankungen zeigen einen chronifizierenden Verlauf und führen zu einer tief greifenden Veränderung der Persönlichkeit. Auch sind bestimmte Wahnvorstellungen wie der Verfolgungs-, der Beeinträchtigungs- und der Vergiftungswahn mit einem deutlich erhöhten Gewaltrisiko verbunden. Das ist nicht sonderlich verwunderlich, wenn man versucht, sich in die innere Realität des Betroffenen zu versetzen, der ja subjektiv wirklich erlebt, wie ihm immer wieder schwere Gewalt angetan wird, ohne dass die Umwelt darauf reagiert und dem Unheil abgeholfen werden kann.

Das Risiko, ein Tötungsdelikt zu begehen, ist bei Schizophrenen um das Zehnfache erhöht. Da Frauen nur 12 bis 15 Prozent aller Tötungsdelikte begehen, verursacht eine schizophrene Psychose bei ihnen statistisch einen noch höheren Anstieg des Risikos, nämlich um 23 Prozent. Diese Zahlen hängen allerdings vom allgemeinen Risiko für Tötungsdelikte in der jeweiligen Gesellschaft ab. In den USA etwa kann man diesen Effekt nicht beobachten, doch das liegt nicht daran, dass dort die Erkrankung anders in Erscheinung treten würde. Vermutlich wegen des anderen Umgangs mit Waffen und einer häufiger ausgeübten Selbstjustiz ist die Rate an Tötungsdelikten in den Vereinigten Staaten ohnehin höher als beispielsweise in Europa, sodass eine schizophrene Erkrankung dort das Risiko nicht sonderlich erhöht.

Allerdings gehören Menschen, die wegen einer schizophrenen Psychose in der Forensischen Psychiatrie untergebracht wurden, zu jenen Straftätern und Straftäterinnen, die nach einer Entlassung am seltensten erneut straffällig werden – und wenn, dann eher mit Bagatelldelikten. Insofern ist der Fall von Christine Lukmann ein durchaus seltenes Beispiel für einen schwerwiegenden Rückfall mit erneuter psychiatrischer Maßregel.

Bei einer Schizophrenie handelt es sich um eine sehr komplexe Stoffwechselstörung im Gehirn, um eine sogenannte Filterstörung, bei der irrelevante Informationen von relevanten nicht mehr unterschieden werden können. Es gibt eine gewisse genetische Veranlagung zur Ausbildung der Erkrankung: Bei eineiigen Zwillingen liegt das Risiko, dass beide betroffen sind, bei 50 Prozent, bei Geschwistern zwischen 8 und 14 Prozent. Das durchschnittliche Risiko für jeden von uns, im Lauf des Lebens an einer Schizophrenie zu erkranken, liegt bei einem Prozent. Beide Geschlechter sind in etwa gleich häufig betroffen, Frauen erkranken statistisch etwas später im Leben als Männer, bei denen die Erkrankung zumeist zwischen dem 16. und 24. Lebensjahr beginnt.

Hat man biologisch eine gewisse Anfälligkeit, dann befördert Drogenkonsum die Erkrankung sehr deutlich. Cannabis etwa kann Psychosen auslösen. Ein besonders hohes Risiko, gewalttätig zu werden, haben jene Menschen, bei denen zur Schizophrenie noch eine Suchterkrankung hinzukommt, der fortgesetzte Konsum von Alkohol und Drogen verschlechtert die Behandlungsergebnisse immens. Ebenso ungünstig wirken sich kriminalitätsnahe Verhältnisse aus.

Christine Lukmann war zwar wiederholt mit Drogen in Berührung gekommen, bewegte sich aber nicht in kriminellen Milieus. Sie erkrankte als Frau recht früh, was wiederum das Risiko erhöht, dass die gesamte Persönlichkeit in Mitleidenschaft gezogen wird. Menschen, die später erkranken, sind in ihrer Persönlichkeit meist bereits gefestigter und können sich diese besser bewahren.

Die allermeisten schizophrenen Menschen werden nicht gewalttätig. Schizophrenie darf man keinesfalls mit Gewalttätigkeit oder Kriminalität gleichsetzen. Dennoch ist es so, dass Menschen mit einem unbehandelten Wahnerleben infolge des akuten oder chronischen Gefühls der Bedrohung dazu neigen können, sich unvermittelt zu »wehren«, also unvermittelt sehr aggressiv zu werden.

Für Außenstehende sind die Motive nicht plausibel. Manchmal hören die Betroffenen kommentierende oder gar befehlende Stimmen, die sie zum Handeln zwingen. Man weiß wenig darüber, warum der eine schizophrene

Gewalttäter ausgerechnet seine Mutter angreift, der nächste seinen Vater und wieder andere Fremde auf der Straße. Wahninhalte von Menschen mit Schizophrenie beziehen sich oftmals auf ein völlig ich-bezügliches Motiv. So war es auch im Fall von Christine Lukmann: Sich selbst erlebte sie als die wahre Jungfrau, die von der falschen Mutter Gottes angegriffen werde – ein bizarres religiöses Wahnerleben mit pathologischem Ich-Bezug.

Die Forensische Psychiatrie mit ihrer relativ langen Behandlungszeit hat sehr gute Voraussetzungen, Menschen mit einer so schweren Erkrankung dauerhaft zu stabilisieren. Auch das macht diesen Fall ungewöhnlich. Wenn die Psychose, also das von der Realität entkoppelte Erleben, abgeklungen ist, besteht im Regelfall keine Gefahr der Gewalttätigkeit mehr. Allerdings muss man klar sagen: Medikamente sind langfristig unverzichtbar. Frau Lukmann setzte nach der Aufhebung ihrer Klinikeinweisung gemäß Paragraf 63 StGB die Medikamente ab und wurde erneut akut krank.

Psychiatrische Gutachten wie diese sind für die Beschlussfindung eines Gerichts wichtig und stellen für die jeweils behandelnde Klinik eine nützliche Zweitmeinung dar. Häufig sind Patienten beunruhigt, weil die Klinik ihren Zustand anders einschätzt und anders beurteilt, als sie selbst es tun – in solchen Situationen kann eine Sicht von außen auch für die Betroffenen hilfreich sein.

Ich bekomme zum Beispiel immer wieder Briefe von Angehörigen der Patienten, die ich begutachte. Sie bedanken sich für ein ausführliches Gutachten, weil es ihnen Zusammenhänge erläutert und Argumentationslinien aufgezeigt hat, die ihnen helfen, das Schicksal etwa ihres Kindes besser zu verstehen. Meist sind es die Eltern, die mir diese Briefe schreiben. Sie nehmen an der Situation des Kindes, für das sie sich einen ganz anderen Lebensweg gewünscht haben, großen Anteil, und so fällt es ihnen manchmal schwer, den Gegebenheiten ins Auge zu blicken und nicht nur die Klinik für den Lauf der Dinge verantwortlich zu machen.

Gelegentlich denken Angehörige auch, die Patienten würden willkürlich in der Klinik festgehalten, weil die Ärzte persönlich dafür Geld bekämen. Das ist aber natürlich nicht der Fall, sondern das Personal ist angestellt und bezieht ein Gehalt, das nicht an die Präsenz eines einzelnen Patienten in der Klinik gebunden ist. Forensische Kliniken unterliegen auch der Aufsicht der jeweiligen Ministerien, und staatliche Besuchskommissionen prüfen die Zustände in den Kliniken.

Mitunter sehen Eltern die forensische Klinik, die fortan mit ihren therapeutischen Entscheidungen das Leben des eigenen Kindes prägt, als machtvolle Instanz, die ihnen kaum Gehör schenkt. Der unparteiische Blick eines neutralen Sachverständigen tut dann oft gut. Selbsthilfegruppen für Angehörige sind allerdings gar nicht so leicht einzuführen. Die meisten Angehörigen wollen sich nicht in eine Gruppe von gleich betroffenen Familien setzen, sondern bevorzugen eher das Vieraugengespräch mit dem Chefarzt oder Oberarzt.

4 Ein Gefühl von Gerechtigkeit

Heike Schwipper drückte ein mit buntem Stoff bezogenes Kopfkissen mit aller Kraft nach unten. Sie presste das weiche Füllmaterial mit ihrer rechten Hand so gut es ging nach unten und zählte die Minuten. Dann ließ sie, mit einem seltsamen Gefühl aus Entsetzen, Wut und Erleichterung, das Kissen los, hob es vom Gesicht ihres sechs Monate alten Sohnes Tim-Jordan und begann, das bewusstlose Kind zu ohrfeigen, in der ambivalenten Hoffnung und Panik, es möge zu sich kommen und doch nicht verstorben sein. Das gelang jedoch nicht, Tim-Jordan blieb bewusstlos. Heike Schwipper eilte zum Telefon, rief den Notarzt und berichtete diesem unter Tränen von der plötzlichen Bewusstlosigkeit ihres Sohnes.

Tim-Jordan verstarb kurze Zeit später an den Folgen des Sauerstoffmangels im Gehirn infolge der Misshandlungen durch seine Mutter. Als im Krankenhaus die flohstichförmigen Einblutungen in den Bindehäuten und der Mundschleimhaut des Jungen festgestellt wurden, gab es keinen Zweifel, dass der Tod kein plötzlicher Kindstod gewesen war, sondern der Junge Opfer einer Gewalttat geworden war. Und es sollte noch mehr herauskommen.

*

Vor einigen Jahren rief mich die zuständige Staatsanwältin an und fragte, ob ich ein Gutachten über eine junge Frau erstellen könne, die vor Kurzem ihren sechs Monate alten Sohn und – wie erst jetzt durch ihr umfassendes Geständnis herausgekommen sei – vor acht Jahren ihre Tochter getötet habe. Heike Schwipper wolle nun eine Frau als Sachverständige.

Ich sagte zu und bat um die Zusendung der Akten.

Ich sah Fotos einer übersichtlich eingerichteten Zweizimmerwohnung, in deren Wohnzimmer eine Couch, ein Couchtisch, ein Vitrinenschrank mit Nippes und ein Fernseher standen. Auf dem Sofa hatten zwei große Plüschtiere Platz genommen, die ein wenig verlorene Heiterkeit verströmten. Im Schlafzimmer befanden sich ein Bett, ein Kleiderschrank, ein Sessel, auf dem Wäsche lag, und ein Kinderbettchen mit etwas Spielzeug. Im Flur gab es ein Schuhschränkchen und Garderobenhaken an der Wand, an der zwei Jacken hingen. Ein Kinderwagen stand im Weg und musste offenbar hin und her geschoben werden, wenn man ins Bad beziehungsweise in die Küche wollte. Die ganze Wohnung war ordentlich und sauber, aber sehr unpersönlich. In einer zweiten Mappe waren rechtsmedizinische Bilder des verstorbenen Jungen zu sehen. Einige Fotos zeigten die für Ersticken typischen punktförmigen Einblutungen, sogenannte Petechien, in den Bindehäuten und in der Gesichtshaut. Wie ich dem Bericht entnehmen konnte, starb Tim-Jordan Schwipper im Krankenhaus an den Folgen eines hypoxischen Hirnschadens, also an einer Unterbrechung der Sauerstoffzufuhr zum Gehirn. Tim-Jordan musste über längere Zeit ein Kissen auf Mund und Nase gedrückt worden sein. Außerdem fanden sich Blessuren am Auge, die von einer groben Misshandlung zeugten, auch wenn Heike Schwipper zunächst angegeben hatte, dass sich das Kind selbst gekratzt hatte.

Als Heike Schwipper durch die Polizei mit den Ergebnissen der Obduktion konfrontiert wurde, die ganz offenkundig ihrer Version von der plötzlichen Bewusstlosigkeit des Sohnes widersprachen, und ihr die Verdachtsmomente gegen sie unterbreitet wurden, entschloss sie sich zu einem umfassenden Geständnis. In ihrer polizeilichen Vernehmung berichtete sie, sie habe sich kurz vor der Tötung des Kindes mit ihrem Freund Jürgen Bannig gestritten. Er sei nicht der Vater von Tim-Jordan; der habe sie verlassen, als sie im vierten Monat schwanger gewesen sei.

Mit Jürgen Bannig sei sie seit drei Monaten zusammen. Er sei Wachmann eines Sicherheitsdienstes und habe am Tatabend zur Nachtschicht gemusst. »Ich wollte nicht allein bleiben und habe ihm gesagt, dass er hier bleiben soll. Ich habe gesagt, er soll sich krankmelden. Ich wollte mehr Zeit für uns haben. Er meinte, das geht nicht.« Sie habe sich dann vernachlässigt gefühlt und sei wütend geworden. »Ich war sauer, dass er das einfach abtut. Er hätte das ja auch gar nicht immer machen sollen, aber ausnahmsweise geht es doch. Ich habe gedacht, ich bin wieder das fünfte Rad am Wagen.«

Ihr Sohn habe während des Streits im Schlafzimmer in

seinem Kinderbettchen gelegen. Es habe »alles von vorne angefangen«, sie sei mit der Situation nicht zurechtgekommen und habe ihre Wut an Tim-Jordan ausgelassen. Als die Polizeibeamtin fragte, was denn »von vorne angefangen« habe, fing Heike Schwipper zu weinen an und erzählte mehr, als zunächst zu ahnen gewesen war.

Sie habe vor acht Jahren eine Tochter gehabt, Nicole-Ariane. Deren Vater sei ihr Exfreund Nico, mit dem sie zweieinhalb Jahre zusammengelebt habe. Mit anderthalb Jahren sei das Mädchen am plötzlichen Kindstod gestorben. So zumindest sei es damals festgestellt worden, aber es sei nicht richtig. Sie habe ihrer Tochter wiederholt bis zum Atemstillstand ein Kissen auf das Gesicht gedrückt. Dann habe sie losgelassen, dem Kind einen Schlag ins Gesicht gegeben, damit es wieder zu sich kam. Irgendwann habe sie den Kopf ihrer Tochter in der Badewanne unter Wasser gedrückt, sie dann aber schnell wieder hochgezogen. Sie habe auch nur ein bisschen gehustet, dann sei alles wieder okay gewesen.

Ein paar Tage später habe Nicole-Ariane stark zu husten begonnen. »Ich bin nicht mit ihr zum Arzt gegangen, habe auch keinen Arzt geholt. Ich habe einfach dagesessen, habe mir das angeguckt. Ich hatte irgendwie gar kein Mitleid mit ihr. Irgendwann war sie dann tot. Und dann hat es geheißen, plötzlicher Kindstod. Mit Nico bin ich danach auseinander. Das hat unsere Beziehung nicht verkraftet. Dann war ich wieder allein. Kein Nico mehr, kein Kind mehr, nichts.«

Und jetzt hatte sie Tim-Jordan, und alles fing von vorne an. Als sie zum zweiten Mal schwanger wurde, habe sie gehofft, ein Kind zu bekommen, das sie lieb haben könnte. Sie habe nie eine Tochter gewollt und glaubte, wenn es ein Junge würde, könnte sie vielleicht einen besseren Kontakt zum Kind aufbauen. Aber das habe sich nicht bestätigt. Auch ihren Sohn habe sie gequält, ihm Schmerzen zugefügt und ihm die Luftzufuhr mit einem Kissen abgedrückt, so, wie sie es vor etlichen Jahren bei ihrer Tochter gemacht hatte. In solchen Momenten sei eine Mordswut in ihr aufgestiegen. Sie habe sich und ihre ganze Lebenssituation gehasst, habe das Kind gehasst, einerseits, weil sie es als Teil von sich sah, und andererseits, weil sie es als Teil der Männer sah, die sie enttäuscht hätten. Manchmal habe es ihr Spaß gemacht, das Kind weinen zu sehen. Dann sei ihre Wut kurz abgeflaut, aber auf Dauer habe das auch nicht geholfen.

In den Akten las ich außerdem die Zeugenaussage von Heike Schwippers aktuellem Freund, der bestätigte, am betreffenden Abend mit ihr gestritten zu haben. Zu ihr als Mutter könne er im Grunde wenig sagen, er habe nie etwas Sonderbares beobachtet. Tim-Jordan sei ein ruhiges Kind gewesen, sie habe es gut versorgt. Dabei stand Heike Schwipper auch unter der Aufsicht des Jugendamts, das kurz nach der Geburt noch im Krankenhaus informiert worden war, da Heike Schwipper dabei beobachtet worden war, wie sie ihrem Säugling in die Wange gekniffen und ihn zum Schreien gebracht hatte. Heike Schwipper hatte zwar die Handlung selbst bestritten, aber freimütig eingeräumt, nach dem »plötzlichen Kindstod« vor einigen Jahren nun durch die erneute Mutterschaft verunsichert zu sein und Unterstützung annehmen zu wollen.

Das Jugendamt war in der Folgezeit mit ihr zufrieden gewesen. Tim-Jordan wurde gut gepflegt, die Wohnverhältnisse waren ordentlich, Heike Schwipper nahm liebevoll wirkenden Kontakt zum Sohn auf und hielt sich an alle kinderärztlichen Untersuchungstermine.

*

Ich suchte die 28-jährige Heike Schwipper in der Justizvollzugsanstalt auf und traf auf eine leicht untersetzte, blasse Frau mit blonden Haaren und altmodischer Brille. Sie sprach mit monotoner Stimme, leise, gedrückt, und gelegentlich traten ihr Tränen in die Augen, aber zu weinen vermochte sie nicht.

Heike Schwipper hatte von Geburt an kein Glück im Leben gehabt. Sie stammte aus völlig zerrütteten Familienverhältnissen. Zu ihren Eltern hatte Heike Schwipper seit Langem keinen Kontakt mehr, wusste nicht einmal, ob diese noch lebten.

Sie war das zweite Kind ihrer Eltern, die beide schwer alkoholkrank waren. Es gab noch einen zwei Jahre älteren und einen zwei Jahre jüngeren Bruder. Die Wohnverhältnisse waren verwahrlost, das Familienklima von massiver Gewalt und Verrohung geprägt. Die fünf Personen lebten in einer Dreizimmerwohnung, ein Zimmer für die beiden Jungen und das Mädchen. Der Vater schlug die Mutter und die Kinder, die Mutter schlug die Kinder und vor allem die Tochter, und seit ihrem elften Lebensjahr wurde Heike Schwipper von ihrem Vater sexuell missbraucht, bis sie mit 14 Jahren ausriss und in ein Heim kam.

Einmal, so erzählte sie, habe auch der ältere Bruder versucht, sie zu vergewaltigen, aber der Vater sei ins Zimmer gekommen und habe den Sohn von ihr weggezerrt und »halb totgeschlagen«. Danach habe sie selbst Prügel bezogen. Ob ihre Mutter den Missbrauch durch den Vater bemerkt habe, erkundigte ich mich. »Also das muss sie mitbekommen haben. Er verschwand ja dann regelmäßig bei uns im Zimmer, aber es war ihr egal. Sie war ja immer besoffen.« Als ich mich näher nach den häuslichen Verhältnissen und auch der Haushaltsführung erkundigte, antwortete sie ironisch: »Kochen und Putzen? Häh! Ja, wenn es gar nicht mehr ging, dann habe ich das gemacht. Wer sonst?«

Liebe, Zuwendung, Geborgenheit, das Gefühl des Gemochtwerdens, all das habe sie nie gekannt. »Das gab es bei uns nicht. Meine Mutter hasste meinen Erzeuger und hasste vor allem mich. Meine Brüder hatten es etwas besser. Unser Vater schlug uns alle, aber meine Mutter schlug mich mehr als meine Brüder. Ich weiß nicht, warum. Sie mochte mich einfach nicht.« Sie habe nur wenig Spielzeug besessen. Ein Stoffhäschen und eine Puppe. »Die Puppe habe ich immer geschlagen. Die mochte ich nicht. Das Stoffhäschen schon.« Frau Schwipper zuckte ratlos mit den Schultern. »Meine Eltern trennten sich irgendwann doch. Davon hatte ich aber nichts. Da war ich schon im Heim.« Dort habe es ihr eigentlich ganz gut gefallen. »Also auf alle Fälle besser als zu Hause.«

Bemerkenswert fand ich, dass Heike Schwipper trotz der desaströsen Verhältnisse ab dem siebten Lebensjahr regelmäßig die Schule besucht hatte. »Ich wurde mit sieben eingeschult. Warum ein Jahr später, weiß ich nicht. Die Schule war eigentlich ganz gut. Da waren die Leute freundlich. Zu Hause war es unerträglich.« Nach der Grundschule kam sie auf die Hauptschule, die sie bis zum 16. Lebensjahr besuchte und mit dem Hauptschulabschluss beendete, wobei sie während der letzten zwei Jahre im Heim gelebt hatte. »Hausaufgaben hatte ich nicht so regelmäßig, aber ich bin immer ganz gut mitgekommen. Das reichte jedenfalls.« Anschließend habe sie eine Ausbildung zur Textilreinigerin gemacht, die Tätigkeit habe ihr gefallen. Mit den Kollegen und dem Chef sei sie gut ausgekommen, wie sie stolz erzählte. »Wenn ich was mache, dann mache ich das auch vernünftig.«

Im Heim hatte Heike Schwipper ihren ersten Freund. Er war 16, sie 14. Zwei Jahre waren sie ein Paar, bis er sie wegen eines anderen Mädchens verließ. Heike Schwipper unternahm daraufhin einen Suizidversuch mit Alkohol und Tabletten, musste sich aber erbrechen und überlebte. In der Lehrzeit lernte sie zwei weitere Männer kennen, Jens und Steven. Mit ihnen hatte sie im Wechsel kurzfristige Verhältnisse, bei Jens wohnte sie längere Zeit. Beide Männer tranken und konsumierten Drogen. Sie selbst kiffte ab und zu, trank aber wenig. »Das habe ich ja zu Hause gesehen, wohin das führt. Auch gekifft habe ich nicht viel. Ab und zu mal zur Entspannung. Sonst nicht.«

Mit 19 Jahren traf sie Nico, der zehn Jahre älter war

als sie. »Nico kam aus dem Knast. Ich glaube, er hat wegen Raub gesessen.« Von ihm wurde sie ungeplant schwanger. Auf Verhütung angesprochen, antwortete sie: »Nee, habe ich nicht. Habe ich eigentlich nie.« Warum nicht? Wieder zuckte sie mit den Schultern. »Ja, weiß ich nicht, habe ich nicht drüber nachgedacht. Ich dachte immer, ich werde nicht schwanger. Ich will das nicht, dann werd ich das auch nicht.« Heike Schwipper seufzte. »Bin ich dann aber doch.« Sie habe frühzeitig bemerkt, dass sie schwanger war. »Ja klar, die Regel blieb aus, und ich habe mir einen Test geholt, und der war positiv.« Natürlich sei sie daraufhin zur Ärztin gegangen. »Ich war echt am Überlegen, ob ich es behalten will, aber ich fand es dann auch schön, die Vorstellung von einem Kind. Was Eigenes. Was für einen da ist.« Deswegen habe sie sich für die Schwangerschaft entschieden.

»Die Geburt war ganz okay. Es ging ziemlich schnell, aber ich habe schon gemerkt, dass mir das Kind eigentlich fremd ist. Irgendwie hatte ich keinen Bezug dazu. Die Krankenschwestern meinten, das wär normal. Das kommt nach drei Tagen oder so, aber bei mir blieb das einfach. Man sagt sich dann: Das ist jetzt deine Tochter, das ist dein eigen Fleisch und Blut, aber eigentlich tut so'n Kind ja nichts. Es spricht nicht mit dir, es liegt da und guckt und scheißt und hält dich auf Trab. Im Grunde war ich enttäuscht.«

Und so habe alles angefangen. Sie quälte ihre Tochter, indem sie ihr ein Kissen auf das Gesicht drückte. »Ich guckte mir dann an, wie das Kind unruhig wird und strampelt, und beobachtete das. Und dann habe ich wieder losgelassen. Ich habe mir immer gedacht, ich muss doch was merken. Ich muss doch was spüren, aber da war nichts.« Heike Schwipper erzählte mir auch, wie sie kurz davor gewesen war, ihre Tochter in der Badewanne zu ertränken, es dann aber doch nicht »durchziehen« konnte. Erst glaubte sie, es sei alles gut gegangen, doch dann sei das Mädchen plötzlich doch tot gewesen. »Schlimm war das.«

»Aber Sie wollten doch, dass das Kind stirbt, sonst wären Sie doch nicht auf die Idee gekommen, es unter Wasser zu drücken?«, wendete ich ein.

»Ja, irgendwo schon, und dann auch irgendwo natürlich nicht. Ich weiß ja, dass das ein Verbrechen ist.«

Der Tod der Tochter trat durch ein sogenanntes sekundäres Ertrinken ein. Heike Schwipper drückte sie kopfüber unter Wasser, besann sich dann aber rasch und holte das Kind wieder hoch. So gelangte eine sehr geringe Menge Flüssigkeit in die Lungen, das Kind hustete nur ein wenig. Dieses in die Lungen eingedrungene Wasser führte aber Tage später zu einer Lungenentzündung und zu entsprechendem Sauerstoffmangel, mit der Folge, dass das Kind erstickte. Erst beim zweiten Kind fielen die typischen Einblutungen auf, sodass der Rechtsmediziner von einem gewaltvoll herbeigeführten Tod ausgehen musste.

»In welchen Situationen hatten Sie sonst das Bedürfnis, Ihre Tochter zu quälen?«

Heike Schwipper zuckte mit den Schultern. »Es war so ein Gefühl von Leere, von gar nichts. Und dann aber auch Wut. Wut auf mich, Wut auf Nicole, dass ich sie nicht lieb haben kann. Dass ich eine schlechte Mutter bin. Und wenn dann diese Wut zu groß wurde, dann bin ich hin und habe das gemacht. Einmal habe ich Eiswürfel genommen und Nicole ein ganze Handvoll zwischen die Beine gepackt.« Der Unterton von Heike Schwipper bekam bei ihrer insgesamt eher monotonen Erzählweise etwas Aggressives, Nachdrückliches.

»Habe ich das richtig verstanden: Sie waren wütend auf Ihre Tochter, weil sie Ihnen allein schon durch ihre Existenz gezeigt hat, dass Sie sie nicht lieben können?«

»Ja, das kann man so sagen. Stimmt.«

»Wie geht es Ihnen, wenn Sie das erzählen und daran zurückdenken?«

»Wie soll es mir dabei gehen? Schlecht natürlich.«

»Warum schlecht?«

»Weil ich ja weiß, dass das falsch ist. Aber ich kann nicht anders. Da ist diese Leere und diese Wut, und dann tue ich das. Den Männern ist nie etwas aufgefallen. Die haben davon nichts gewusst. Das habe ich ja immer gemacht, wenn ich allein war.«

»Hatten Sie diese Wut auch schon, bevor die Kinder auf der Welt waren?«

»Mit elf habe ich angefangen, mich zu ritzen. Das habe ich eine Zeit lang gemacht.« Heike Schwipper schob die Ärmel ihres Sweatshirts hoch und krempelte ein Hosenbein nach oben, um die vernarbten dünnen Schnitte zu zeigen, die sie sich mit der Rasierklinge oder dem Teppichmesser zugefügt hatte. »Dann, so mit 14, hörte ich damit auf.« Eine Zeit lang habe sie Fressattacken gehabt, aber als die Kinder da waren, habe sie ihre Wut nur an ihnen abgelassen.

Ich stellte Heike Schwipper weitere Fragen, unter anderem um auszuschließen, dass sie unter dem Münchhausen-by-proxy-Syndrom litt. Die Betroffenen, zumeist Mütter, schädigen das eigene Kind, um gerade im rechten Moment zur Stelle zu sein und den bemühten Ärzten vormachen zu können, welch besorgte Mutter man doch sei. Mit diesem Gedanken konfrontiert, schüttelte sie den Kopf. »Nee, das war nicht mein Motiv. Im Grunde war es mehr ein Spiel mit den Möglichkeiten. Überlebt es oder nicht?«

»War es ein nüchternes Interesse, gewissermaßen wie in einem Experiment, oder auch die Lust am Quälen?«

Heike Schwipper atmete tief ein. »Es war eine Wut, die ich abgelassen habe, und dann war es ein Gefühl der Genugtuung. Ein Gefühl von Gerechtigkeit. Wenn Sie so wollen, ja, es war neben all der Wut auch ein gutes Gefühl. Und dann habe ich mich selbst wieder dafür gehasst. Schwer zu beschreiben … So ein Gefühlsmischmasch.«

Als ich mich nach ihren verschiedenen, mehr oder minder kurzzeitigen Beziehungen erkundigte, erzählte Frau Schwipper: »Ich wollte nicht allein sein. Aber im Grunde kann ich Ihnen nicht sagen, warum ich mit wem zusammen war. Hat sich so ergeben.« Ob sie mal verliebt gewesen sei oder gar ein Gefühl wie Liebe oder Zuneigung zu einem der Männer verspürt habe? Sie schürzte die Lippen und überlegte. »Also, ich finde die erst nett, aber dann klappt es eben doch nicht. Verliebt – ja, kann sein. Aber mehr kann ich dazu nicht sagen.«

Offenbar war Heike Schwipper gar nicht in der Lage, eine emotional tiefe Bindung zu einem anderen Menschen aufzubauen. Ihre Kontakte waren eher formal, oberflächlich, alltäglich, aber ohne einen gefühlsmäßigen Bezug zu ihrem Gegenüber. Den Kontakt zu ihrer Herkunftsfamilie hatte Heike Schwipper vor vielen Jahren abgebrochen. »Ich weiß nicht mal, ob meine Mutter oder mein Vater noch leben. Ist mir aber auch egal.« Auch habe sie keine Ahnung, was aus den Brüdern geworden sei.

Warum es damals nicht auffiel, dass ihre Tochter misshandelt worden war, möchte ich nun wissen. »Das hat mich auch gewundert. Ich habe gesagt, dass ich das Kind ganz normal ins Bettchen gelegt und dann was anderes gemacht habe. Als ich später wiederkam, habe es tot im Bett gelegen. Ich habe auch gesagt, ich wär eingeschlafen und hätte daher nichts gehört und so. Und eine Obduktion hat es nicht gegeben. Ich hab da so viel Theater gemacht, dass mein Kind gestorben ist ... Das war einfach Glück, es hätte ja auch anders ausgehen können. Oder vielleicht war es eher Pech. Denn dann säß ich jetzt nicht hier.« Warum sie das glaube, hakte ich nach. »Weil ich dann bestimmt eine Strafe und vor allem auch Therapie bekommen hätte. Dann wär ich vielleicht gar nicht mehr schwanger geworden, und es hätte den Tim-Jordan nicht gegeben und auch nicht das, was ich getan habe.«

»Was glauben Sie denn selbst, was für eine Therapie Sie brauchen?«

»Ich muss erst mal mit mir selbst zurechtkommen. Ich fühle mich wie eine Hülle. Ich denke, das ist der Anfang.«

»Glauben Sie, Sie hätten Ihr Verhalten gegenüber Ihren Kindern steuern können?«

»Ich weiß nicht, wie das bewertet wird, aber wenn diese Leere in Wut umkippt, dann könnte ich platzen. Dann muss ich was tun. Früher ging es gegen mich. Aber mit den Kindern hatte ich jemanden, an dem ich das auslassen konnte. Und die Kinder waren ja auch mit der Auslöser dafür. Die haben mir ja immer vorgemacht, was ich alles nicht kann. Da war schon Hass. Indem die einfach da waren, haben sie mir gezeigt, was für eine Niete ich bin. Und manchmal dachte ich auch, warum soll es denen besser gehen als mir?!«

Im Verlauf des über viele Stunden dauernden Gesprächs ließ ich mir nochmals erklären, warum sie überhaupt zweimal schwanger geworden war, und fragte auch nach weiteren Schwangerschaften. Die habe es aber nicht gegeben. »Ich wollte immer ein eigenes Kind. Ich habe damit auch die Vorstellung verbunden, eine eigene Familie zu haben, mich um jemanden kümmern zu können. Alles, was ich nicht hatte. Ich dachte, dass das schön ist und dass das Kind mich auch lieb haben könnte. Das kannte ich ja von zu Hause alles nicht.«

»Sie waren also enttäuscht von Ihren wenige Monate alten Kindern?«

»Ja, das muss ich zugeben. Es war anders, als man es aus Filmen kennt. Da sind alle froh und happy, aber ich wusste nicht, mag es mich jetzt oder nicht? Ich hatte gar nicht so ein richtiges Gefühl dafür, und trotzdem hat man ja Angst, alles falsch zu machen.«

Auch auf die verschiedenen Beziehungen kamen wir noch einmal zurück. Den ersten Freund hatte Frau Schwipper mit 14 Jahren, als sie im Heim war. »Florian war meine richtige erste große Liebe. Als er zwei Jahre später 'ne andere hatte, war ich fertig. Das hat echt lange gedauert ... Dann kamen Jens und Steven, aber ich wollte mich nicht mehr so fest binden. Dann gab es noch ein paar One-Night-Stands, und dann kam Nico. Da war ich 19, und vier Monate später wurde ich schwanger mit Nicole-Ariane. Wir freuten uns auf das Kind. Eigentlich wollte ich mit Nico zusammenbleiben.«

Ich wollte wissen, wie man sich die Pflege der Tochter aufgeteilt hatte. »Er hat ja gearbeitet und dann weniger gemacht als ich. Aber er hat sich auch beteiligt, das war schon in Ordnung. Windeln wechseln und Fläschchen geben und so.« Auch bei der Geburt sei er dabei gewesen. »Nachdem das mit Nicole-Ariane passiert ist, war ich erst mal allein. Und dann hatte ich einen Freund, Harald, der 16 Jahre älter war als ich. Den habe ich über eine Freundin kennengelernt. Er war eigentlich ganz solide, selbstständig als Maler und Lackierer. Mit dem war ich am längsten zusammen, viereinhalb Jahre.«

Woran die Beziehung gescheitert sei, hakte ich nach. »Ach, das ist schwierig. Er war im Grunde wie ein großer, vernünftiger Bruder. Er war total lieb. Manchmal dachte ich, das habe ich gar nicht verdient. Ich wollte dann aber unbedingt ein Kind, und das wollte er nicht, und dann war ich enttäuscht, dass er keines mit mir wollte und mir das wohl auch nicht zutraute. Und dann kam Thommy, der Vater von Tim-Jordan.«

Ich bat Heike Schwipper, konkrete Eigenschaften dieser Männer genauer zu beschreiben, und fragte, was für sie der Kern einer »Beziehung« sei, aber im Grunde blieben alle Personen austauschbar und ohne spezifische Eigenschaften. Häufig spreche ich mit Menschen, die mir von »Beziehungen« erzählen, die im Grunde gar keine sind. Man könnte sie eher als das Gegenteil beschreiben, als eine gelebte »Nichtbeziehung«: Menschen leben und gestalten den Alltag zwar zusammen, wissen aber kaum etwas voneinander. Sie haben keine größeren Übereinstimmungen oder entwickeln eine sehr spezielle Komplementarität zueinander, weswegen sie sich gut ergänzen.

*

Es ist mitunter sehr fordernd, Menschen gegenüberzusitzen, die auf solch harte Biografien zurückschauen und derart gestört sind in ihrer Beziehung zu sich und anderen. Fälle wie diese offenbaren eine unglaubliche Tristesse, und im Grunde war bemerkenswert, wie viele Ressourcen Heike Schwipper in der Bewältigung ihres Alltags über lange Jahre trotzdem aufgebracht hatte. Man erinnere sich daran, in welchem Milieu sie groß wurde – und dennoch ging sie regelmäßig zur Schule und machte einen Abschluss. Sie absolvierte sogar eine Berufsausbildung und arbeitete. Als sie schwanger wurde, nahm sie es bewusst wahr und hielt die Arzttermine ein.

Viele formale Aspekte der Bewältigung äußerer Lebensanforderungen hat Heike Schwipper also trotz schwieriger Umstände gut erfüllen können. Zugleich zeigte sie in unserem Gespräch gravierende Auffälligkeiten, die eine schwere Persönlichkeitsstörung nahelegten. Ob diese ausreichten, um Gründe für eine Schuldminderung anzunehmen, war jedoch eine andere Frage. So konnte sie ihrem Leben ganz überwiegend eine gewisse Struktur verleihen und immerhin über mehrere Jahre eine Partnerschaft pflegen, auch wenn die emotionale Qualität dieser Beziehungen eher oberflächlich schien.

Die Fotos von der Wohnung zeigten, dass sie in der Lage war, Mindeststandards eines funktionierenden Haushalts aufrechtzuerhalten, obgleich die Wohnung in ihrer absoluten Unpersönlichkeit ein Abbild der Distanz, der Beziehungsstörung von Heike Schwipper zu ihrer Umgebung, war. Es war nichts Persönliches darin zu erkennen, nichts, was die Person Heike Schwipper in ihrem Geschmack, in ihren Bedürfnissen, in ihren Neigungen ausmachte.

Heike Schwipper sagte einiges, was die Vielschichtigkeit ihres Problems verdeutlichte. Zum einen fühlte sie sich sehr schnell persönlich missachtet und fand, dass man ihre Bedürfnisse nicht ernst nahm. Ihre Partner unterzog sie einer Art Beziehungstest und verlangte ihnen Dinge ab, die gegen die realen Erfordernisse des täglichen Lebens verstießen. So hätte sich Jürgen Bannig am Tatabend kurzfristig krankmelden sollen, weil Heike Schwipper ihn lieber bei sich gehabt hätte. Dass er dem nicht nachkam, versetzte sie in Wut.

Sie berichtete von einer geradezu sadistisch anmutenden Lust, ihre Kinder zu quälen, weil diese in ihrer Hilflosigkeit das eigene, seit frühester Kindheit ungestillte Bedürfnis nach liebevoller Zuwendung spiegelten und zugleich als fordernde, aussaugende, bedrohliche Objekte wahrgenommen wurden, die bekämpft werden mussten.

Zudem hatte sie das Gefühl, die Kinder würden ihr schon durch ihr bloßes Dasein zeigen, dass sie zu warmherzigen Gefühlen unfähig sei. All das staute sich immer wieder auf zu Wellen der Wut, in denen sie ihre Kinder drangsalierte und schließlich zu Tode brachte.

Heike Schwipper hatte eine völlig verschobene Ansicht davon, welcher Natur die Liebe zu einem Kind sein sollte. Das neugeborene Kind ist nicht dazu da, die Großartigkeit der Mutter zu spiegeln. Es ist nicht die primäre Aufgabe des Kindes, seine Mutter zu lieben – die Liebe eines Kindes ist meist ohnehin aufgrund seiner maximalen existenziellen Abhängigkeit von Natur aus bedingungslos. Es ist die Aufgabe der Eltern, dem schutzbedürftigen Kind eine sichere und verlässliche Heimat sowie die Möglichkeit zu geben, zu sich selbst – und damit auch zur Welt – ein positives Gefühl zu entwickeln und eine eigene Identität aufzubauen. An einigen Stellen sagte Heike Schwipper ziemlich deutlich, dass sie ein Kind gewollt hatte, um jemanden zu haben, der sie lieben sollte.

Diese Unfähigkeit, echte und emotional tragfähige Beziehungen zu anderen Menschen aufzunehmen, resultierte bei Heike Schwipper aus dem beträchtlichen emotionalen Defizit, mit dem sie selbst groß geworden war. Es gab keine Eltern, die ihr je Aufmerksamkeit gezollt hätten. Damit kam sie früh zu der Überzeugung, für andere Menschen unbedeutend zu sein. In ihren späteren Beziehungen überprüfte Heike Schwipper dann, wie wichtig sie dem anderen sei. Im Grunde waren auch die Schwangerschaften solche Beziehungstests, denn über

Verhütung hatte sie mit keinem der Männer je gesprochen beziehungsweise sie hatte diese nicht über ihren Kinderwunsch in Kenntnis gesetzt, außer eben Harald, den deutlich älteren Partner, der offenbar erkannt hatte, dass seine Freundin mit einer Mutterschaft überfordert gewesen wäre.

In einer Mischung aus Vernunft und Menschenkenntnis bestand er den Test nicht, sodass diese Beziehung ebenfalls scheiterte. Im Grunde erschienen die Schwangerschaften und Geburten bei Heike Schwipper als Instrumente, um sich die eigene Überforderung und das eigene Scheitern zu beweisen und um ihrem Selbsthass eine fatale Form zu geben.

Kindesmisshandlung ist nach wie vor ein ernst zu nehmendes Problem in der Gesellschaft. Obwohl Kinder ein Anrecht auf ein gewaltfreies Aufwachsen und eine gewaltfreie Erziehung haben und hierzulande die Mehrheit aller Eltern Handgreiflichkeiten gegenüber Kindern mittlerweile missbilligt, sterben jährlich zwischen 74 und 96 Kinder in Deutschland an den Folgen von Vernachlässigung und Misshandlung.

Von misshandelnden Eltern weiß man, dass sie die Mimik sehr kleiner Kinder nicht richtig deuten können. Jede Äußerung des Kindes, auch ein Lächeln, versetzt die Eltern in Stress, weil sie nicht wissen, ob es sie anlacht oder auslacht. Ebenso wenig wissen sie, dass Babys gar nicht in der Lage sind, einen anderen Menschen auszulachen. Kindliche Verhaltensweisen werden als gezielte Respektsverweigerung missverstanden. Studien weisen darauf hin, dass in 40 Prozent der Fälle beide Elternteile an der Misshandlung ihrer Kinder beteiligt sind. Je jünger die Opfer, desto höher ist jedoch der Anteil von Täter*innen*.

Zwei Drittel aller Kindstötungen innerhalb der Familie geschehen im ersten Lebensjahr des Kindes, und die Motive sind vielfältig. Die klassischen Neonatizide, also die Tötung von Neugeborenen nach der Geburt durch die leibliche Mutter, werden zumeist infolge von verleugneten oder verheimlichten Schwangerschaften begangen. Viele Täterinnen sind besorgt, sie könnten vom Partner verlassen werden, andere sind schlichtweg überfordert mit der Verantwortung und Fürsorge für ein ihnen hilflos ausgeliefertes Wesen.

Bei Heike Schwipper führte die offene Aggression gegenüber ihren Kindern zu den Misshandlungen. Das Muster entspricht formal in Anteilen durchaus dem Phänomen des Münchhausen-by-proxy-Syndroms, nur mit dem gewichtigen Unterschied, dass Heike Schwipper keinen Kontakt zu Ärzten suchte, um sich ihnen als aufgeregte und fürsorgliche Mutter zu präsentieren. Ihr Verhalten musste also eine andere Ursache haben.

Im Grunde waren beide Kinder in ihrer Verletzbarkeit zur intrapsychischen Bedrohung für die Mutter geworden. Damit meine ich, dass diese kleinen, unbedingt zuwendungsbedürftigen Wesen Heike Schwipper vor Augen hielten, was sie selbst so sehr ersehnt und nie erhalten hatte. Die Kinder lösten in ihr eine Konfrontation mit dem eigenen schmerzvollen Erleben von Vernachlässigung aus und mussten gewissermaßen dafür bestraft werden, dass sie Heike Schwippers emotionalen Panzer durchbrachen. Gerade bei Tötungsdelikten ist es nicht selten der Fall, dass der Getötete dem Täter gewissermaßen eine schwache Seite, eine schmerzvolle, auch kränkende Schwäche vorgehalten hat.

Ein anderes Risiko für Gewalt gegen Kinder ist die Grundhaltung, dass Kinder nicht als eigenständige Wesen, als eigenständige Persönlichkeiten verstanden werden, sondern als eine Art selbst gebastelte Erweiterung der eigenen Persönlichkeit. Das ist aber nicht der Fall. Jedes Kind ist eine individuelle Persönlichkeit.

Grundsätzlich lassen sich Tötungsdelikte von Eltern an ihren Kindern in verschiedene Gruppen einteilen. Diese nüchterne Vorgehensweise erleichtert aus fachlicher Sicht eine Zuordnung und Strukturierung des Geschehens. So gibt es die Tötung aufgrund von Eifersucht und Ablehnung durch das Kind, die Tötung infolge des Münchhausen-by-proxy-Syndroms, die Tötung als Folge von falsch verstandenen gewalttätigen Erziehungsmethoden, die Tötung des Kindes bei schweren wahnhaften Depressionen oder Psychosen, die Tötung des ungewollten Kindes, weil dieses als Last wahrgenommen wird, sowie die Tötung des Kindes aus Rache am Partner. Diese geschieht rein instrumentell, um den Partner lebenslang zu bestrafen und ihm maximalen emotionalen Schmerz zuzufügen. Nach der mythologischen Gestalt der Medea, die ihre Söhne aus Rache am untreuen Ehemann tötete, spricht man hier vom Medea-Motiv.

Das Münchhausen-by-proxy-Syndrom ist eine seltene und nicht immer leicht zu diagnostizierende schwere Form der körperlichen und emotionalen Kindesmisshandlung und betrifft zumeist Frauen. Die Mutter täuscht dramatische Erkrankungen des Kindes vor, löst durch die Misshandlung selbst Symptome aus oder verstärkt absichtlich körperliche Beschwerden ihres Kindes und bringt so die kontaktierten Ärzte dazu, oftmals invasive und unnötige Untersuchungen durchzuführen, um der rätselhaften Erkrankung auf die Spur zu kommen. Gewöhnlich erholen sich die Kinder rasch, wenn sie von der Mutter getrennt werden, ist sie doch die Verursacherin der Beschwerden, die häufig in »Krampfanfällen«, Brechreiz, Durchfall oder Hautausschlägen bestehen. Typischerweise passen die Schilderungen der Mütter nicht zu den Laborergebnissen und sonstigen Befunden, sodass gelegentlich zunächst gemutmaßt wird, das betroffene Kind leide unter einer besonders seltenen Erkrankung.

Je nachdem, welcher Untersuchung man Glauben schenken möchte, haben 6 bis 33 Prozent der Fälle einen tödlichen Ausgang. Je kleiner die Kinder, desto gefährlicher ist die Misshandlung und desto höher das Risiko, dass sie nicht überleben. Die Täterinnen sind meist medizinisch einigermaßen vorgebildet und geben sich im Kontakt mit den Ärzten als besonders besorgt und akribisch in der Kindespflege aus.

Bei Heike Schwipper lag eine Borderline-Persönlichkeitsstörung vor, wie bei nicht wenigen Täterinnen, die ihre Kinder töten. Diese sehr früh in der persönlichen Entwicklung erworbene Störung bringt neben einem brüchigen Selbstbild starke selbstschädigende Tendenzen und eine schwerwiegende emotionale Instabilität mit sich. Emotionen bekommen eine übermäßige Intensität und können in ihrer Stärke und Dauer nur mühsam eingegrenzt und beherrscht werden. Die Borderline-Persönlichkeitsstörung führt nicht per se zur Annahme einer Schuldminderung; dafür bedarf es eines besonderen Ausmaßes.

Wenn man sich das Spektrum von psychiatrischen Diagnosen bei straffällig gewordenen Frauen sowohl in der Strafhaft als auch in Kliniken der forensischen Psychiatrie anschaut, dann überwiegen im Fall der Persönlichkeitsstörungen ganz eindeutig Frauen mit einer Borderline-Persönlichkeitsstörung. In der forensischen Psychiatrie kommen natürlich noch Frauen mit den klassischen psychischen Erkrankungen hinzu, wie zum Beispiel schizophrene Psychosen, oder auch Frauen mit einer ausgeprägten Intelligenzminderung. Aber im Fall der Auffälligkeiten in der Persönlichkeit sind es oftmals Menschen mit einer Borderline-Organisation, weil die Störung so tief greifend ist und sowohl Impulsivität, emotionale Instabilität und gewalttätiges Verhalten Symptome darstellen, die für sich genommen schon Risikofaktoren für die Begehung von Straftaten sind.

*

Bei Heike Schwipper erkannte das Gericht eine aus ihrer Persönlichkeitsstörung resultierende erhebliche Verminderung der Steuerungsfähigkeit, die sich auf die gesamte Misshandlung ihres Sohnes erstreckte, und wies sie in eine forensisch-psychiatrische Klinik ein. Das mag auf den ersten Blick verwundern, weil ja das Ersticken eines Kindes mit einem Kopfkissen, das Zählen der Sekunden und der anschließende Wiederbelebungsversuch sowie das Holen der Rettungskräfte rein formal betrachtet geordnete und logisch hintereinander aufgereihte Handlungen sind. Es besteht also eine Handlungskontrolle über die Situation selbst und damit eine Steuerungsfähigkeit.

Forensisch relevant ist aber nicht nur die sogenannte operative Steuerungsfähigkeit, also das rein formale Handelnkönnen, sondern auch die motivationale Steuerungsfähigkeit. Sie beschreibt die inneren Hemmungsmechanismen, sich einem destruktiven Impuls oder Gedanken zu widersetzen, oder ihm eben wie aus einem inneren Zwang heraus nachgeben zu müssen, obwohl man weiß, dass das, was man tut, verboten ist.

In diesem Fall erkannte das Gericht aus der Schwere der Persönlichkeitsstörung von Heike Schwipper eine solche verminderte motivationale Steuerungsfähigkeit an. Heike Schwipper befand sich insgesamt sieben Jahre in der Forensischen Psychiatrie und wurde dann entlassen. Während der Behandlungszeit hat sie sich aus eigenem Entschluss sterilisieren lassen, um vor allem auch sich selbst zu verdeutlichen, dass eine erneute Übernahme der Mutterrolle für sie nicht in Betracht kommen kann.

5 50 Schüler – mindestens

Die 17-jährige Schülerin Sybille Kuhn wollte während der Matheklausur eigentlich nur kurz zur Toilette gehen. Sie verließ den Klassenraum, überquerte den Flur und öffnete die Tür zum WC, wo ihr eine schwer bewaffnete schlanke Person mit Sturmhaube, Tarnjacke und schweren Stiefeln entgegentrat. Die Person, die trotz der Maskierung als Frau zu erkennen war, hielt ein Schwert in der Hand und schickte sich an, dieses auf den Kopf der Schülerin niedersausen zu lassen. Sybille Kuhn griff in Todesangst und geistesgegenwärtig zugleich in die Klinge, verletzte sich dabei so an der Hand, dass mehrere Sehnen durchtrennt wurden, konnte aber den entscheidenden Schlag auf den Kopf abwehren und aus dem Toilettenraum in den Schulflur fliehen.

Die Angreiferin, die eine Pistole im Holster und ein Baumwollnetz mit Flammenwerfer und Molotowcocktails quer über der Schulter trug, taumelte nach dem Zusammenstoß kurz zurück und ließ das Schwert fallen. Dann verfolgte sie Sybille, die sich in unglaublicher Kampfbereitschaft erneut zur Wehr setzte. Unter lautem Geschrei entstand ein Kampf zwischen den beiden, was den Klassenlehrer Bertold auf den Flur treten ließ, um nach dem Rechten zu schauen. Als er die vermummte Person mit Sybille kämpfen sah und schon auf Abstand deren stark blutende Hand entdeckte, schrie er »Amok, Amok« und rannte durch das Treppenhaus zum Hausmeister. Der wiederum löste den Feueralarm aus, sodass die Sirenen ertönten und alle Schüler in der Absicht, das Gebäude zu verlassen, aus den Klassenzimmern stürzten.

Diese Situation hätte fatale Folgen haben können, denn die Angreiferin trug nach wie vor die Molotowcocktails und den Flammenwerfer bei sich und hätte viele der zahlreich zusammenlaufenden Lehrer und Schüler verletzen können. Stattdessen ließ sie verblüffenderweise plötzlich von Sybille ab, rannte in die Mädchentoilette zurück, füllte sich am Waschbecken den Mund mit Wasser, steckte sich den Lauf der Gaspistole in den Mund und drückte ab. Auch dieses Vorhaben verlief anders als geplant. Die Frau war nicht tot, sondern fiel bewusstlos zu Boden, erlitt eine Trommelfellruptur und wachte mit starker Atemnot und Kopfschmerzen wieder auf. Schließlich wurde sie vom herbeigerufenen Sondereinsatzkommando überwältigt, welches ihr die Sturmhaube abnahm, unter der die Gymnasiastin Corinna Zuckermann zum Vorschein kam.

*

Im nachfolgenden Gerichtsverfahren, in dem zwei erfahrene Sachverständige Corinna Zuckermann psychiatrisch begutachteten, wurde sie wegen versuchten Mordes und gefährlicher Körperverletzung zu einer mehrjährigen Jugendstrafe verurteilt, die sie in einem Frauengefängnis verbüßte. Eine erheblich verminderte Schuldfähigkeit hatte nicht mit der erforderlichen Sicherheit festgestellt werden können, wenngleich Corinna Zuckermann im Vorfeld der Tat unter einer depressiven Verstimmung gelitten hatte.

Ich selbst bekam die Akten ein paar Jahre später für ein Prognosegutachten zugeschickt und sollte zum Behandlungsfortschritt der jungen Frau Stellung nehmen. Ich studierte also erst einmal die Unterlagen, insbesondere das Urteil und die vorangegangenen Gutachten, bevor ich mich selbst auf den Weg zur Justizvollzugsanstalt machte.

School Shootings sind hierzulande glücklicherweise selten. Noch seltener sind Täterinnen, und am ungewöhnlichsten war der Umstand, dass die Täterin eine ausgesprochen leistungsstarke Schülerin gewesen war. Was also hatte Corinna Zuckermann bewogen, schwer bewaffnet und ausgestattet wie eine Actionfigur in einem Computerspiel, ihr Gymnasium zu stürmen, um dort, wie sie es in ihrem Tagebuch ausgedrückt hatte, »50 Schüler – mindestens« zu töten?

An einem Punkt war ich mir bereits sicher, noch während ich die Akten las: Das Gymnasium, seine Lehrer und Schüler hatten unglaubliches Glück gehabt. Wäre Corinna Zuckermann nicht so irritiert darüber gewesen, ausgerechnet ihre Mitschülerin Sybille, die sie mochte, auf dem Mädchen-WC anzutreffen, und wäre sie nicht so überrascht von deren vehementer und beeindruckender

Verteidigungskraft gewesen, dann hätte das Ganze womöglich keinen so vergleichsweise glimpflichen Ausgang genommen: Corinna Zuckermann hätte viele ihrer Mitschüler, die ihr vom Feueralarm geradezu in die Arme getrieben wurden, verletzen oder gar töten können.

*

Corinna Zuckermann war die älteste Tochter eines Informatikers und einer medizinisch-pharmazeutischen Assistentin. Die Mutter kam gebürtig aus Tschechien, Corinna Zuckermann und ihre vier jüngeren Geschwister wuchsen zweisprachig auf. Die Eltern lebten mit ihren Kindern in einer gepflegten Wohngegend und hatten es zu einem gewissen bürgerlichen Wohlstand gebracht. Die Erstgeborene war ausgesprochen intelligent. In der Grundschule und in der Orientierungsstufe hatte sie noch Freundinnen, ab der Pubertät jedoch, die früh begann, zog sie sich zunehmend zurück und verbrachte viel Zeit am Computer, den ihr die Eltern zum zwölften Geburtstag geschenkt hatten. Sie spielte intensiv Rollenspiele und isolierte sich zusehends von ihren Klassenkameraden.

Ebenfalls mit zwölf Jahren begann sie mit Taekwondo und trainierte fortan viermal in der Woche. Da ihre schulischen Leistungen weiterhin sehr gut blieben, griffen die Eltern trotz des exzessiven Computerspielverhaltens nicht ein, und schließlich schien sich das Problem von selbst zu lösen, denn im Alter von 15 Jahren beendete Corinna Zuckermann selbst die exzessive zeitliche Beschäftigung damit. Sie fand nun zu einem geregelteren

Tag-Nacht-Rhythmus zurück – vorher hatte sie an den Wochenenden manchmal 18 Stunden lang durchgespielt. Nach dem Abitur wollte sie wie ihr Vater Informatik studieren, aber sie interessierte sich auch für Spieledesign. Andere Interessen wie etwa Discobesuche, die für ihr Alter typisch gewesen wären, hatte sie nicht. Drogen lehnte sie ab.

Äußerlich waren die familiären Verhältnisse durchaus geordnet und die Familie eher überdurchschnittlich gut gestellt. Im Binnenverhältnis aber zeigte sich ein Klima von emotionaler Kälte, Distanziertheit, Kommunikationslosigkeit und ausgeprägter Leistungsorientierung. Die Eltern bekamen wenig mit vom Leben ihrer Tochter, und solange die Schulnoten gut waren, was dem klugen Mädchen nicht schwerfiel, war automatisch alles in Ordnung. Corinna litt jedoch unter der mangelnden Zuwendung und unter der frühen Unabhängigkeit, die die Eltern ihr und den jüngeren Brüdern zubilligten. Die Mutter war in den ersten Jahren Hausfrau gewesen, fing aber wieder zu arbeiten an, als die Tochter zehn war, und so war es bald Corinnas Aufgabe, nach der Schule das Mittagessen für sich und die Geschwister zuzubereiten.

Gesprochen wurde zu Hause wenig. Man organisierte den Alltag, und formal wie materiell stand alles Notwendige zur Verfügung. Dennoch fühlte Corinna sich ungeliebt und war der Ansicht, dass die Eltern sie nur akzeptierten, wenn sie ein gutes Zeugnis nach Hause brachte. Erzieherische Sanktionen bestanden im Entzug des PC oder in Hausarrest, wobei Letzteres irgendwann keine Sanktion mehr war, da Corinna trotzdem zum Kampfsport-Training durfte und sich darüber hinaus ohnehin zu Hause aufhielt. Computerverbot indes war eine schwere Strafe.

In der Pubertät fing Corinna an, sich für ihr Aussehen zu schämen. Sie fand sich klein, hässlich und unförmig, obwohl all das Zuschreibungen waren, die von außen betrachtet jeder Grundlage entbehrten. Das mangelnde Selbstwertgefühl ließ sich recht eindeutig auf die wachsende soziale und emotionale Isolation zurückführen. Besonders das Verhältnis zur Mutter wurde schlechter, da diese Corinna oft kritisierte. Sie störte sich daran, dass ihre Tochter sich häufig in ihr Zimmer zurückzog, und war der Meinung, dass Kampfsport kein richtiges Hobby für ein Mädchen sei. Außerdem bestand sie darauf, Corinna auch in der Pubertät noch kindlich-mädchenhafte Kleidung zu kaufen, die die Tochter nicht ausstehen konnte. Der Mutter wiederum missfielen Klassenarbeiten, die nur die Note »Gut« erbracht hatten.

In den letzten drei Jahren ihrer Schulzeit bis zum versuchten Amoklauf litt Corinna sehr unter der Vereinzelung im Klassenverband. Andere Mädchen bildeten Cliquen und hatten die ersten Freunde. Corinna blieb weiterhin eine sehr gute Schülerin und war in Mathematik und Physik die Klassenbeste, sodass aus Sicht der Eltern keinerlei Problem bestand. Für Aufführungen des Schülertheaters, bei dem ihre Tochter an der Gestaltung des Bühnenbilds beteiligt gewesen war, hatten sie keine Zeit, hielten die Theater-AG gar für unnötige Spielerei.

Da die Eltern schon am offiziellen Teil des Lebens ihrer Tochter wenig Anteil nahmen, bemerkten sie erst recht nicht, dass diese ein Tagebuch führte, in dem sie beträchtliche Gewaltfantasien notierte. Im Alter von zwölf Jahren hatte sie damit angefangen, allerdings ohne sich dabei auf konkrete Personen zu beziehen. Zeitgleich ritzte sie sich für kurze Zeit die Haut an den Armen auf, gab dieses Verhalten aber nach rund drei Monaten von selbst wieder auf. Auch das fiel den Eltern nicht auf. So war es auch nicht weiter verwunderlich, dass der PC der Tochter nicht kontrolliert, die Suchverläufe im Internet und ihre Chatprotokolle niemals eingesehen wurden.

Corinna Zuckermann konnte so in ihrem Mädchenzimmer unbemerkt ein ganzes Arsenal an Waffen zusammensammeln. Unter ihrem Bett lagerte sie mit Benzin gefüllte Glasflaschen, eine selbst hergestellte Rauchbombe, ein Ninjaschwert und Haarspraydosen, die sie als eine Art Flammenwerfer benutzen wollte. Die Gaspistole ihres Vaters entwendete sie aus dem Handschuhfach seines Wagens, fand heraus, dass es sich nicht um eine scharfe Waffe handelte, behielt sie aber dennoch in ihrer Sammlung. Der Vater bemerkte eines Tages, dass die Pistole fehlte, aber die Eheleute Zuckermann schienen darüber nicht sonderlich besorgt zu sein, denn sie machten keine intensiveren Anstalten, sich um die Aufklärung des Diebstahls zu kümmern. Auf die Idee, die Tochter könne die Waffe gestohlen haben, kamen sie nicht.

Klassischerweise gab es kurz vor der Tat ein sogenanntes Leaking: Corinna kündigte die Tat ihren Mitschülern an. In einer Physikstunde schrieb sie auf den Tisch, an dem sie saß: »Ihr werdet alle sterben, morgen.« Vom Sitznachbarn angesprochen, wiegelte sie ab, das sei natürlich nur Quatsch, sie komme ja gar nicht an Waffen heran, und radierte den Satz weg. Die Mitschüler bekamen dennoch Angst vor ihr. Ein Junge sprach sie später noch einmal auf die merkwürdige Äußerung an, und sie antwortete, sie plane etwas, könne aber nicht darüber reden, weil sonst alle weinen würden. Daraufhin wendeten sich einige Mitschüler an die Vertrauenslehrer, die auch dringenden Handlungsbedarf sahen, aber in die falsche Richtung dachten, da sie nur von suizidalen Absichten ausgingen. In der Regel planen Schulamokläufer den eigenen Tod mit ein: Entweder will sich der Täter nach dem Massaker selbst richten – oder aber er träumt davon, im Kugelhagel des Sondereinsatzkommandos in einem letzten großen Showdown zu sterben, das ihn endgültig berühmt machen wird.

So las sich die Geschichte von Corinna Zuckermann als die eines jungen Lebens, das in seiner Wirksamkeit eigentümlich verpuffte und über einen langen Zeitraum bei niemandem Spuren der Aufmerksamkeit oder des emotionalen Wahrgenommenwerdens hinterließ. Erst ganz zum Schluss bemerkte man, dass eine ungute Entwicklung im Gange war, aber da hatte Corinna ihren Entschluss bereits gefasst. Wahrscheinlich wäre es zu diesem Zeitpunkt für wirksame Interventionen schon zu spät gewesen.

Die Wurzeln dieser Entwicklung reichten weit in die Vergangenheit zurück, wenngleich die Initialzündung zur Umsetzung der lang gehegten Tötungsfantasien durch einen Familienstreit im kürzlich gemeinsam verbrachten Urlaub geliefert wurde: Corinna hatte keine Lust, mit ihrer Familie wandern zu gehen, und brachte ihre Mutter derart gegen sich auf, dass diese erstmalig versuchte, ihrer Tochter eine Ohrfeige zu verpassen. Auch wenn die Mutter sich sofort entschuldigte, betrachtete Corinna diese Episode als tiefen Riss und verwandelte die erlittene Kränkung in Hass. Sie gelangte zunehmend zu der Überzeugung, dass andere Menschen schuld an ihrer Misere seien.

Immer tiefer verstieg sie sich in die bösartige Größenfantasie, ihre Eltern sowie möglichst viele Mitschüler und Lehrer zu töten. Vorbild war, wie bei so vielen Schulattentaten, der Amoklauf an der Columbine High Shool in Littleton, Colorado, im Jahr 1999. Die Ereignisse dort waren sogar zweimal Thema im Englischunterricht gewesen, und schon damals fiel Corinnas Faszination für die Täter auf. Sie begann nun, in Internetchats mit Gleichaltrigen über ihre eigenen Amokpläne zu sprechen, suchte Gleichgesinnte im Netz, mit denen sie sich über Amokläufe in Deutschland austauschte. Den Täter von Winnenden, der im März 2009 15 Menschen und anschließend sich selbst tötete, kritisierte sie für seine schlechte Vorbereitung. Mit einem Jungen aus den Foren chattete sie fortan mehrere Stunden am Tag. Natürlich ist das Ausmaß der Reaktion auf die mütterliche Ohrfeige und die Unfähigkeit, eine Entschuldigung anzunehmen, auch Ausdruck der psychischen Störung gewesen, die aber damals nicht so richtig erkannt wurde.

Im Tagebuch von Corinna Zuckermann fanden sich Einträge wie: »Scheiß drauf, dass ich weiblich bin, scheiß drauf, dass ich keine Knarre hab … Ich hasse euch, ich hasse euch … Jetzt bald werde ich glücklich sein.« Man konnte detaillierte Aufzeichnungen zur Tatplanung lesen sowie das selbst gesteckte Ziel, mindestens 50 Schüler zu töten. Zusätzlich stellte sie unter einem fremden Absender einen Abschiedsbrief zusammen, den sie an eine Boulevardzeitung adressierte. Sie schrieb:

»Ich habe KB [keinen Bock] auf euch, halte das nicht mehr aus und leg ne Menge Leute um … bei CS [Counter-Strike] habe ich zum Glück gelernt wie man das macht … ich liebe CS und zocke das in meiner gesamten Freizeit! Euer Pech, dass ihr es mir möglich gemacht habt das zu zocken … nur so hatte ich die Möglichkeit zu trainieren … im Game heiße ich Tim-K. Peace is my help!«

Auf einem weiteren Blatt schrieb sie:

»Ich hasse euch, ich hasse euch, ich hasse euch, ich hasse euch … alle! Am meisten hasse ich meine Erzeuger, sogenannte Eltern! Alle auf der Welt sollen wissen, was für abschäumliche hässliche hinterhältige und verdammte Menschen sie sind. Die einzigen Personen, die mir leid tun, sind meine kleinen Geschwister …«

Kurz vor der Tat versuchte Corinna, ihr Waffenarsenal noch etwas aufzurüsten, recherchierte im Internet und kaufte eine Wasserpistole, die sie mit Brennspiritus befüllte. Sie brachte eine Stofflunte am Lauf an und probierte die selbst gebastelte Waffe im Garten aus. Der dünne, nur knapp zwei Meter lange Feuerstrahl erschien ihr aber wenig effektiv, sodass sie im Baumarkt einen Feuerlöscher beschaffte, um das darin befindliche Löschpulver durch Benzin zu ersetzen. Da bei der Manipulation des Geräts aber das Treibmittel austrat, wurde es unbrauchbar, und Corinna Zuckermann hatte nicht mehr genügend Geld, um noch einen zweiten Feuerlöscher zu kaufen.

So weit die Informationen, die ich den Akten entnehmen konnte. Als ich mich selbst auf den Weg in die Vollzugsanstalt machte, lag die Tat drei Jahre zurück, und ich war gespannt, auf was für eine Person ich treffen würde.

*

Eine Beamtin brachte eine schlanke junge Frau mit langen Haaren in den Besprechungsraum, die zusammengekauert mir gegenüber Platz nahm und die Arme fest vor der Brust verschränkte. Sie zog den Kopf ein, war innerlich erkennbar angespannt und antwortete ausgesprochen einsilbig.

»Wie geht es Ihnen denn aktuell?«

»Ganz gut.«

»Können Sie dazu etwas mehr sagen?«

Ich bekam keine Antwort. »Was ist denn gut? Und was war vorher anders?«, hakte ich nach.

»Ich denke nicht mehr dran, mich zu töten.«

»Und das war vorher anders?«

»Ja.«

»Seit wann ist es anders?«

Frau Zuckermann schwieg eine Weile und sagte dann: »Seitdem ich hier bin.«

»Und denken Sie noch daran, andere zu töten?«

»Auch nicht.«

»Woran liegt das?«

»Ich denke, an den Medikamenten.«

So ging das noch eine Weile: Ich fragte und bekam denkbar knappe Antworten. Erst nach einer Weile schien Corinna Zuckermann Vertrauen zu fassen und etwas mitteilsamer zu werden. Ich erfuhr, dass sie das Fachabitur machte und wieder ausschließlich sehr gute Noten bekam, wie es auch schon in der Schule der Fall gewesen war. Nach ihrer Entlassung wollte sie Informatik studieren und sich mit Webdesign befassen.

Sie erhielt Besuch von ihren Eltern, mit denen sie sich jetzt besser verstand. Inzwischen fühlte sie sich von ihnen geliebt. Früher habe sie den Eindruck gehabt, dass die anderen Geschwister mehr Zuwendung erhielten. Vor dem Einschlafen habe sie manchmal extralaut geweint, um Aufmerksamkeit zu bekommen. Die Mutter habe dann gefragt, was los sei, und gemeint: »Entweder du erzählst, was los ist, oder du weinst jetzt leise.« Dann habe sie das Zimmer wieder verlassen.

Sie habe sich von den Eltern unverstanden gefühlt, diese hätten sich nur mit ihrer Arbeit befasst. Besonders geärgert habe sie sich, weil die Mutter ihr mit 14 noch immer Kinderkleidung kaufte, obwohl sie sich da längst Kleidung für Erwachsene wünschte. Auch die Unterwäsche sei kindlich gewesen. Kontakt zu Jungs über den Bereich der Schule hinaus habe es nie gegeben, auch mit

Alkohol und Drogen sei sie nicht in Berührung gekommen. In der Pubertät habe sie sich hässlich gefühlt. »Ich war zu dick, ich dachte, die Eltern hätten lieber schlanke, dünne Kinder. Die Mutter hat auch gesagt, dass ich zu dick bin, das hat mich gekränkt.«

Bis zum Alter von sieben Jahren habe sie in der Aufwachphase albtraumhafte visuelle Vorstellungen gehabt, die von selbst wieder verschwunden seien. Ab dem 15. Lebensjahr habe sie sich bewusst von den von der Kirche gepredigten Inhalten gelöst, habe sich als Atheistin verstanden. In diesem Alter habe sie auch erstmals den Gedanken gehabt, ihre Mitschüler und sich selbst töten zu wollen. Die Fantasien hätten mitunter den gesamten Tag in Anspruch genommen. Einen ersten Suizidversuch habe sie mit sieben Jahren unternommen, indem sie einen Schraubenzieher in die Steckdose hielt, aber es sei nichts passiert. Man hatte ihr damals gesagt, dass das gefährlich sei, und so habe sie es ganz bewusst in der Absicht getan, dadurch zu Tode zu kommen. Damals habe sie sich vorgestellt, wie die Eltern weinend an ihrem Grab stünden und den Tod ihrer Tochter bedauerten.

Später habe sie »die ganze Welt vernichten« wollen. Auf YouTube habe sie Aufnahmen von Amokläufen und Attentaten angesehen, immer wieder, stundenlang. Eigentlich habe sie ein normales Leben führen wollen, aber das sei ihr »irgendwie nicht möglich gewesen«. Die Tatplanung habe so viel Energie verschlungen. Sie habe immer wieder überlegt, wie man möglichst viele Menschen töten könne. »Dann dachte ich an Flammenwerfer und Molotowcocktails.«

Ich fragte Frau Zuckermann, wie es ihr gelungen sei, die vielen Waffen ungestört in ihrem Mädchenzimmer anzusammeln, das Ninjaschwert zum Beispiel. »Das habe ich im Urlaub bestellt, als meine Eltern weg waren.« Irgendwann sei bei den Tötungsfantasien eine Art Schalter umgelegt worden. »Es war wie eine Erleuchtung. Ich hatte kein schlechtes Gewissen mehr. Die anderen waren lebensunwürdig.« Auf meine Nachfrage erklärte sie, eine sexuelle Bedeutung hätten die Gewaltfantasien nie gehabt.

Ich erinnerte mich, in der Akte gelesen zu haben, dass Corinna schon mit zwölf erstmals Folterfantasien gehegt und diese im Tagebuch festgehalten hatte, doch sie entgegnete, das sei nicht wahr. »Aber es gab Aufzeichnungen?«, hakte ich nach. Frau Zuckermann schwieg. Dann fügte sie an, sie habe sich überlegt, einen Mitschüler zu erschlagen und in einem Müllsack in den Fluss zu werfen. Aber dann habe sie die Idee wieder verworfen, das wäre ja eh nicht gegangen.

»Hatten Sie mal das Gefühl, dass das alles gar nicht Ihre Gedanken sind, sondern dass sie Ihnen von außen eingegeben werden?«, fragte ich.

»Nein. Nie.«

»Das sind Ihre Gedanken gewesen?«

Corinna Zuckermann bejahte das und erzählte, sie habe sich außerdem ausgemalt, wie die Medien nach dem Amoklauf über sie berichten würden. Die Eltern würden über die Tochter weinen und über das, was sie angerichtet habe. Dann fuhr sie fort: »Eine Mitschülerin fragte mal, ob ich Amok laufen will. Da habe ich gesagt:

Ja, und du bist die Erste, die stirbt. Das hat aber keiner so richtig ernst genommen, obwohl es die Wahrheit war.«

In der Therapie lerne sie jetzt, dass sie auf die Signale anderer Menschen achten müsse: Wenn jemand sie anlächele, dann sei er freundlich. Früher habe sie nie auf solche Dingen geachtet. Die »ganzen komischen Träume vom Aufschlitzen von Leuten«, die sie früher in der Kindheit gehabt habe, seien auch weg. »Heute tut mir das alles leid. Ich bin froh, dass nicht mehr passiert ist.« Sie nehme jetzt Psychopharmaka, es gehe ihr deutlich besser. Dann weiter: »Aber entschuldigen kann man das nicht.« Ihr Therapieziel sei es, mehr über ihre Gefühle reden, Gefühle besser einschätzen zu können, auf andere Leute zuzugehen.

*

Es ist üblich, für Prognosegutachten mit dem therapeutischen Dienst Kontakt aufzunehmen, was ich auch tat. Die Therapeutin gab an, Frau Zuckermann könne sich kaum in Mitmenschen einfühlen. Die Eltern seien weiterhin sehr dominant und bestimmend, und Frau Zuckermann tue sich schwer, eine eigene, von den Eltern unabhängige Position zu entwickeln. In der Familie werde wenig miteinander gesprochen, das familiäre Binnenklima sei sehr auffällig, wie auch alle anderen Kinder immer wieder auffällig würden. Frau Zuckermann zeige zudem paranoide Züge, aber eine richtige Psychose lasse sich nicht diagnostizieren. Zu diesem Zeitpunkt, als ich Corinna Zuckermann das erste Mal sah, war es auch nicht klar erkennbar. Erst einige Jahre später erfuhr ich bei einer erneuten Besprechung des ungewöhnlichen Falls, dass nun ganz eindeutig eine schizophrene Psychose vorlag.

Die ersten Anzeichen hatten sich bereits in den Vorjahren angedeutet, reichten zum Zeitpunkt der Verhandlung aber nicht aus, um eine Erkrankung zweifelsfrei festzustellen. Dennoch wunderte ich mich schon damals sehr darüber, dass Corinna Zuckermann trotz der auffälligen Persönlichkeit und Vorgeschichte nicht in einer Forensischen Psychiatrie untergebracht worden war, wo sie meines Erachtens richtig aufgehoben gewesen wäre.

Nun kann man einwenden, dass die Planung der Tat über viele Monate und sogar Jahre hinweg akribisch entwickelt wurde, Corinna Zuckermann sich technischen Rat im Internet geholt hatte, systematisch Waffen zusammengesammelt und gebastelt hatte, die Tat sogar diffus angekündigt hatte. Natürlich spielt der formale Planungsgrad für die Schuldfähigkeit eine große Rolle, aber die Tat war in diesem Fall eindeutig von einer schwerwiegenden psychischen Störung motiviert. Und dass Corinna Zuckermann trotz ihrer guten Schulnoten eine derartige Störung hatte, dürfte niemand bezweifeln, auch wenn die Sachlage damals nicht ausreichte, um eindeutig eine Schizophrenie zu diagnostizieren.

Die Frage wäre also gewesen, ob sie angesichts der ausgeprägten Auffälligkeiten in ihrer Persönlichkeit überhaupt in der Lage gewesen wäre, sich von ihrem eigenen destruktiven Ansinnen zu distanzieren. So verhält es sich ja auch mit den Taten von schizophrenen Menschen: Sie werden mitunter gut vorbereitet und formal »vernünftig durchgezogen«, ihr Anlass aber entspringt einem völlig ver-rückten, von der Realität losgelösten Denken, dessen Grundannahmen als bizarr eingestuft werden müssen. Im Fall einer Persönlichkeitsstörung muss man also herausfinden, ob die Folgen dieser Persönlichkeitsstörung für Denken und Handeln vergleichbar sind mit denen einer Schizophrenie.

Es gab in Corinnas Fall sogar eine juristische Diskussion zur verminderten Schuldfähigkeit, und ihr wurde zumindest eine schwere Störung der Persönlichkeit attestiert, aber die formal gute und langwierige Planung im Vorfeld führte dazu, dass man sie als uneingeschränkt schuldfähig einstufte.

Als ich Frau Zuckermann sah, hatten sich die Tötungsfantasien unter der laufenden Medikation zurückgebildet. Das sprach sehr deutlich dafür, dass sie Symptom einer psychischen Erkrankung im engeren Sinne gewesen waren. Ihre Persönlichkeit blieb dennoch weiterhin sehr auffällig. Für Justizvollzugsanstalten ist es nicht leicht, Personen mit so komplexen psychischen Störungen zu behandeln. Im Gespräch kam ich kaum an Corinna Zuckermann heran, und ich hatte den Eindruck, dass sie selbst nach wie vor nur unter Mühen Zugang zu sich und ihren Emotionen fand. Ihre Schilderungen blieben durchweg sachlich, an Fakten orientiert, ohne dass viel von ihrer Innenwelt spürbar wurde.

*

Der Fall Corinna Zuckermann unterscheidet sich von dem Christine Lukmanns (Kapitel 3) insofern deutlich, da diese erkennbar von einem kulturell bizarren, religiösen Wahn angetrieben wurde. Bei Corinna Zuckermann hingegen überwogen Motive, die man leicht als Pubertätskrise deuten kann und die, denken wir nur an den Ausschluss aus der Klassengemeinschaft, gruppendynamische Aspekte hatten. Auch dass Corinna sich vollkommen unbegründet für zu dick hielt, ist typisch für Mädchen in der Pubertät, und bei einem schlechten Mutter-Tochter-Verhältnis, wie es hier vorlag, können kritische Bemerkungen der Mutter gegenüber ihrer zur Frau werdenden Tochter zu erheblichen Irritationen führen.

School Shootings und andere Amoktaten sind oftmals das Werk von sogenannten malignen Narzissten, also von Menschen, die eine besonders boshafte und destruktive Form des Narzissmus auszeichnet. Der vorliegende Fall zeigte die bei Schul- und Behördenamokläufen häufig auftretenden Merkmale: konkrete Todeslisten, Tatablaufpläne, akribische Internetrecherche im Vorfeld, Leaking, das Führen von Tagebüchern und die Sammlung von einschlägiger Literatur über die Heroen anderer Massaker. Dem Täter geht es darum, die ganze Welt, die ihn kränkt, dem Erdboden gleichzumachen, andere Menschen mit dem Tode dafür zu bestrafen, dass sie sich anmaßten, sich von ihm abzuwenden.

In der Amoktat selbst wird die mit paranoid-projektiver Schuld am eigenen Unglück versehene Welt in einer »grandiosen Gewaltorgie« vernichtet. Da sich aber im malignen Narzissmus der Selbsthass nicht auflösen lässt und auch dem Amokläufer klar ist, mit so einer Tat sein selbstbestimmtes Leben auf lange Zeit verwirkt zu haben, entsteht die Idee, nach der Tat selbst sterben zu wollen, sich hinzurichten oder aber gerichtet zu werden. Amoktaten sind also die Verdichtung maximaler narzisstischer Zerstörungswut in jede Richtung.

Corinna Zuckermanns Symptome gingen jedoch über eine rein narzisstische Persönlichkeitsstörung hinaus. In der Vergangenheit hatte es einen Wechsel zwischen Selbst- und Fremdschädigung gegeben: Phasen der Selbstverletzung, um die innere Leere zu überwinden oder sich selbst abzustrafen, folgten auf die Tötungsfantasien, sodass sich zugleich Zeichen einer Borderline-Persönlichkeitsstruktur abbildeten. Diese zum Teil eindeutig (prä-) psychotischen Symptome hätten sich dem Störungsbild ebenso zuordnen lassen, sodass eine antipsychotische Medikation zur psychischen Stabilisierung angezeigt gewesen wäre.

Eine Persönlichkeitsstörung auf einem sogenannten Borderline-Strukturniveau zeigt sehr häufig auch eine schwerwiegende Störung der narzisstischen Selbstwertregulation. Dass Frau Zuckermann zudem Probleme hatte, die Mimik anderer Menschen zu erkennen und zu interpretieren, lässt sowohl an autistische Züge als auch an Schizophrenie denken. Die kaum vorhandene emotionale Schwingungsfähigkeit, die monotone Stimme und der starre Gesichtsausdruck legen wiederum schizoide Züge nah.

Schizophrenie und Schizoidie sind trotz ihrer sprachlichen Ähnlichkeit unterschiedliche Störungsbilder. Bei schizoiden Persönlichkeiten besteht ein Muster aus Distanziertheit in sozialen Beziehungen und einer starken Einschränkung des Gefühlsausdrucks im zwischenmenschlichen Bereich. Häufig bereiten ihnen nur wenige Tätigkeiten Freude, es besteht kaum Interesse an anderen Menschen. Im Kontakt erscheinen sie eher spröde, kühl, abweisend. Das Gesicht ist regungslos, die Stimme kennt wenig Höhen und Tiefen, wenngleich diese Personen häufig ein fantasievolles Innenleben haben. Allerdings leiden Menschen mit einer ausgeprägten schizoiden Persönlichkeit nicht unter einem Mangel an Beziehungen zu anderen Menschen. Corinna Zuckermann aber hätte gern dazugehört, sie hätte gern mehr Aufmerksamkeit bekommen, sie war enttäuscht und fühlte sich allein.

Noch schillernder in diagnostischer Hinsicht wurde es dadurch, dass die bizarren Gefühle und Wahrnehmungen, die Corinna Zuckermann seit ihrer Kindheit immer wieder hatte, den seltsamen Überzeugungen und Fantasien schizotyper Menschen entsprachen. Ungewöhnliche Wahrnehmungen gehören zu diesem Störungsbild. Der Begriff der Schizotypie meint im Gegensatz zur Schizoidie, dass der Betroffene eine Neigung zu ungewöhnlichen und absonderlichen Theorien hat. Die Schizotypie ist der Schizophrenie näher.

So war es auch nicht verwunderlich, dass Corinna bereits im Jugendalter eine Reihe verschiedener Diagnosen gestellt worden war. Die daraus resultierende Unsicherheit wirkt auf Patienten in der Psychiatrie verständlicherweise extrem irritierend. Leider lassen sich viele Erkrankungen nicht auf Anhieb benennen, zum Beispiel wenn sie sich in einem Frühstadium befinden und in der Symptomatik ein wechselhaftes Bild annehmen. So ist es denkbar, dass ein Patient ausschließlich Kribbelgefühle in der Hand hat. Das kann ein Symptom für vieles sein, unter anderem für eine Multiple Sklerose. Erst wenn mehrere andere Symptome hinzukommen und zusätzliche Laboruntersuchungen und bildgebende Verfahren durchgeführt werden, ist eine endgültige Diagnose möglich.

In der Psychiatrie ist die Sache noch komplexer, und insbesondere bei Jugendlichen, deren Entwicklung nicht abgeschlossen ist, scheut man vor Diagnosen mit langfristiger Bedeutung zurück. Menschen sind komplexe Wesen, und die menschliche Psyche ist nicht eindimensional beschreibbar. Eigentümliche Wahrnehmungen kommen bei Menschen mit einer schizotypen Störung sowie bei Schizophrenen vor, und in anderen Kulturkreisen wiederum gehören bestimmte »übersinnliche« Wahrnehmungen und Überzeugungen zum kulturell verankerten kollektiven Bewusstsein und sind für die Individualperson keinesfalls krankhaft.

Vor Jahren hatte ich einmal mit einem Gutachtenprobanden zu tun, der als junger Mann eine regelrechte Erleuchtung erlebt hatte, so, wie sie von spirituell sehr geübten Buddhisten geschildert wird. Später versuchte er immer wieder, diese tiefe Erfahrung »herbeizukiffen«, was natürlich nicht gelang, sondern zum Ausbruch einer Schizophrenie führte, die sich durch den fortgesetzten Cannabiskonsum noch chronifizierte. So ließ er Stimmen hörend, freundlich und antriebslos sein Leben verstreichen, und in Ermangelung von Geld für die tägliche

Lebensführung beging er zahllose Ladendiebstähle (die Sozialtransferleistungen gingen schon für die Drogen drauf).

Natürlich war er ein steter Kunde bei Gericht. Die eine erweckende Erfahrung, die er schilderte, war nicht verrückt, aber sie war außergewöhnlich und tritt – wenn überhaupt – wohl nur bei Menschen mit Affinität zum Übersinnlichen auf. Die Symptome, die er später entwickelte, waren jedoch Zeichen der Erkrankung. Das Spannende an der Psychiatrie ist genau das: dass man es mit allen Facetten des Menschseins zu tun hat, die sich im Denken, Fühlen, Wollen und Handeln zeigen.

*

In meinem Gutachten über Corinna Zuckermann kam ich zu dem Ergebnis, dass die Medikation den sichersten Schutz vor dem Wiederauftreten aggressiver Fantasien bieten würde, dass aber gleichwohl beträchtlicher psychotherapeutischer Bedarf bestehe und Frau Zuckermann langfristig in psychiatrischer Behandlung bleiben müsse, selbst wenn sie eines Tages entlassen werde. Indes sprach nichts dagegen, ihr sogenannte begleitete Lockerungen zu gewähren, da sie bislang keinerlei Fluchtabsichten gezeigt hatte. Außerdem konnte sie die Wahrnehmung sozialer Signale besser trainieren, sobald sie sich unter Menschen befand.

Doch woher stammt eigentlich das Phänomen des Amoklaufs? »Amok« war einst ein Kampfruf malaiischer Krieger und begleitete einen Angriff, der zur Wiederherstellung der verletzten Ehre diente. Dieses Motiv der Ehrverletzung, also der narzisstischen Kränkung, findet man auch heute bei Amokläufen im öffentlichen Raum, nur mit dem Unterschied, dass sie hierzulande keine Entsprechung in der tradierten Kultur haben.

Unter islamischem Einfluss wurde die Amoktat im 14. Jahrhundert zu einer religiösen Kriegshandlung mit dem Ziel, möglichst viele »Ungläubige« zu töten – ein Motiv, das wir heute bei islamistischen Attentätern wiederfinden. Auch konnte man einen eigenen Ehrverlust durch Amok »reparieren«. Die Wiedergutmachung eines öffentlichen Ansehensverlusts ist für sogenannte Schamkulturen besonders von Bedeutung. Die Verfehlung von Normen und gesellschaftlichen Erwartungen führt in einer Schuldkultur zu einer Bestrafung, und die Art und Höhe der Strafe richten sich nach dem erzeugten Schaden und dem Schweregrad der Verfehlung der Norm. Mit einer Strafe ist aber die Tat zugleich im Grunde auch gesühnt. In einer Schamkultur dagegen bleibt der soziale Ehrverlust und kann im Grunde nicht mehr getilgt werden. Der Makel ist dauerhaft, und gerade das soll den Menschen dazu anhalten, sich keinesfalls moralische Verfehlungen zu leisten. Daher stellen besonders todesmutige Aktivitäten eine Möglichkeit dar, diesen Ansehensverlust, diesen sozialen Tod zu überwinden.

Laut Beschreibung des National Center for Analysis of Violent Crime (NCAVC) des FBI ist der Amokläufer ein Massenmörder, also jemand, der vier oder mehr Menschen am selben Ort im Lauf ein und desselben Geschehens tötet, oder auch ein sogenannter *spree killer*, dessen

Tat sich über eine lange Zeitabfolge an verschiedenen Orten realisiert. Der eigene Tod ist dabei immer einkalkuliert.

Homizidal-suizidale Handlungen, also Handlungen, bei denen die Tötung anderer Personen an die Tötung der eigenen Person gekoppelt ist, werden unterteilt nach heldenhaft besetzten kriegerischen Taktiken, Terrorakten zur Destabilisierung von Gesellschaften, individuellen Motiven zur persönlichen Ehrenrettung und individuellen Motiven vor dem Hintergrund einer psychischen Störung oder psychosozialen Krise. Des Weiteren wird zwischen Familien-, Schul- oder Behördenamok unterschieden. Beim Familienamok sind die Täter in 75 Prozent der Fälle Männer. Diese Taten haben deutlich den Charakter des erweiterten Suizids.

Klassische Amoktaten an öffentlichen Orten haben meist einen Abstrafungscharakter und ähneln einem deklamierten pseudopolitischen Manifest. Mit Befremden stelle ich immer wieder fest, dass nach solchen Taten in der gesellschaftlichen Debatte schnell ein Mechanismus der Schuldverschiebung einsetzt: Nach einem School Shooting wird dann etwa bald über unangemessenen Leistungsdruck oder Mobbing diskutiert. Doch auf diese Weise gehen wir der Logik der Attentäter auf den Leim, die ja genau das bezwecken: sich selbst als das Opfer der bösen Umstände zu sehen. Alle anderen haben schuld – und folglich den Tod verdient, der Täter ist der eigentlich Leidtragende.

Studien zum School Shooting zeigen, dass explizites Mobbing faktisch selten nachweisbar ist. Die persönliche

Schwelle für Kränkungen und Zurückweisungen ist bei diesen Tätern vielmehr besonders niedrig.

Auch das macht den Fall der Corinna Zuckermann so interessant: Er zeigt, von welch enormer Bedeutung die individuelle Psychopathologie ist. Corinna war eine gute Schülerin, das Lernen fiel ihr leicht. Die Klassenkameraden zogen sich von ihr zurück, weil sie zunehmend seltsam und abweisend, aber auch bedrohlich wirkte. Die sehr speziellen Familienverhältnisse waren gewiss Teil des Problems – dennoch hätten andere Jugendliche mit einer anderen psychischen Struktur dieselben Bedingungen womöglich anders bewertet. Sie hätten es vielleicht genossen, dass die Eltern ihnen so viel Vertrauen schenken, sie nicht kontrollieren und darauf bauen, dass ihre Kinder sich vernünftig verhalten und sich um die Schule kümmern.

Anders als bei anderen Gewalttaten, bei denen oftmals Alkohol und Drogen eine Rolle spielen, geschehen massenhomizidale Handlungen im Regelfall nüchtern. Das ist gewissermaßen logisch, denn die Tathandlungen sind meist komplex und erfordern Planung und Kontrolle. Bei den psychischen Störungen spielen vor allem Wahnerkrankungen, Schizophrenie, aber auch schwere Persönlichkeitsstörungen oder Depressionen eine Rolle. Der Fall der Corinna Zuckermann ist auch dafür ein anschauliches Beispiel.

Wissenschaftliche Untersuchungen zeigten, dass jugendliche Schulamokläufer zumeist unter narzisstischen Störungen sowie einer unzureichenden Bindungserfahrung leiden und außerdem aggressive Medieninhalte konsumieren. Oft gibt es in den Familien der Täter wenig Austausch, wie auch im Fall Corinna Zuckermanns. Unter erwachsenen Amoktätern finden sich gehäuft Personen, die Zugang zu Waffen haben. Das liegt einerseits in der Logik der Sache, dürfte aber andererseits auch daran liegen, dass der Umgang mit Waffen fester Bestandteil ihres Handlungsrepertoires ist.

Die meisten Täter sind entweder zwischen 22 und 25 Jahre alt oder aber in der zweiten Lebenshälfte zwischen 40 und 45 Jahren. In den Mittvierzigern können sich Existenzkrisen häufen, und die Bilanzierung des eigenen Lebens bietet Raum für tiefe Gekränktheit. Narzisstische Krisen, in denen die Verantwortung für das eigene Scheitern ausgelagert wird, führen zu dem Wunsch, die vermeintlichen Verursacher dieser das Leben prägenden Ungerechtigkeit zur Rechenschaft zu ziehen.

Der pathologische Narzissmus dient der Kompensation des negativen Selbsterlebens. Je ohnmächtiger, je beschämter das Selbsterleben ist, desto stärker ist die Gefahr maligner übersteigerter Größenfantasien. Die Umwelt ist plötzlich voller bedrohlicher Feinde, die es zu zerstören gilt. Entsprechend werden sie als Trash, Unrat, Ungeziefer, Objekte oder Primärziele bezeichnet. Die Opfer sind keine Menschen, sondern dehumanisierte Zielscheiben. Der Tötungsakt ist ein perverser Triumph des Täters über seine Erniedriger. Sind die Zielpersonen solche, von denen sich der Täter individuell missachtet und ungerecht behandelt fühlt, und geht es um die gewalttätige Wiedergutmachung einer individuellen Kränkung, kommt man zum Amok. Geht es um kollektive

Erlebnisse von Ungerechtigkeit und Benachteiligung, führen aggressive Ideologien zu politisch wirksamen Gewaltakten im öffentlichen Raum. Wir reden dann von Anschlägen und Terror. Das Ziel der Gewalt ist ein politisches und gesellschaftliches Signal mit einer Zielrichtung, die weit über die eigene individuelle Kränkungserfahrung hinausgeht.

Individuell motivierte Gewalttaten im öffentlichen Raum wie Amok sind nicht nur das Phänomen von Metropolen, wie man annehmen könnte. Häufig sind auch kleinere bis mittlere Städte betroffen, in denen die soziale Kontrolle insgesamt hoch ist und Erfolge wie Misserfolge eine breitere Öffentlichkeit haben: Der Schamfaktor ist in überschaubaren Orten größer als in der Anonymität.

In 28 Prozent der Fälle sind die Opfer solcher öffentlichen Gewalttaten ausschließlich Fremde, in 34 Prozent sind es Leute aus dem sozialen Nahfeld und Fremde. Das gilt auch für den School Shooter, der ja Mitschüler und Lehrer treffen will.

Wenn man danach sucht, wie häufig Amoktaten in Deutschland sind, findet man eine interessante Zahl: Es ist für den Zeitraum von 1991 bis 2000 von 1 zu 8,5 Millionen *Mann-Jahren* die Rede. Ein besserer Begriff für den Umstand, dass Taten dieser Art fast ausnahmslos von Männern begangen werden, ist kaum denkbar. Mit dieser Zahl von *Mann-Jahren* sind die Tage von 8,5 Millionen Männern in einem Jahr gemeint, also mehr als 3,1 Milliarden Tage. Auf 3,1 Milliarden Tage kommt dann ein Tag mit einer Amoktat.

Warum aber werden statistisch gesehen weit mehr

Männer als Frauen zu Tätern? Was bedeutet dieses Ungleichgewicht für das Rollenverständnis einer Gesellschaft – wenn wir davon ausgehen, dass Amokläufe ein dysfunktionales Mittel sind, um eine tief greifend gestörte Selbstwertproblematik zu kurieren? Die Psychiaterin Monika Lübbert schreibt dazu in ihrem Buch *Amok – der Lauf der Männlichkeit:* »Die Begründung für das weitgehende Fehlen von weiblichen Amoktäterinnen wird, abgesehen von ihrer Unterrepräsentanz in der Begehung von Gewaltkriminalität, damit begründet, dass Frauen flexiblere Lösungsstrategien bei Problemen haben und flexibler mit Rollenerwartungen umgehen können als Männer. Außerdem, so die These, stehen sie nach wie vor unter deutlich geringerem Reputationsdruck.«

Dieser Satz lässt aufhorchen. Dass Frauen unter einem »geringeren Reputationsdruck« stehen, meint auch im Jahr 2020 nichts anderes, als dass es zwar als schön und begrüßenswert gilt, wenn Frauen Erfolg haben (wobei natürlich unklar ist, was »Erfolg« überhaupt sein soll), dass es aber nicht weiter schlimm ist, wenn sie keinen haben. Die erfolgreiche Frau ist auch heute noch diverse Zeitungsartikel wert, der erfolgreiche Mann hingegen ist der gesellschaftlich erwartete Normalfall. Ich persönlich finde es nach wie vor sehr befremdlich, wenn extra hervorgehoben wird, dass eine *Frau* irgendeine Position erhalten hat. Es gibt nicht so viele verschiedene Geschlechter, und in einer Gesellschaft, die sich die Gleich-Wertigkeit und Gleich-Berechtigung auf die Fahnen schreibt und dies ernst nimmt, dürfte weder das Geschlecht noch die sexuelle Orientierung oder Religion eine Rolle spielen, sofern es eine klare Bindung an die Werte gibt, die das Grundgesetz für unser Land und unsere Gesellschaft formuliert. Wenn ein Trans-Mensch Bundeskanzler*in ist und das keine Meldung mehr wert ist, dann wären wir ein ganzes Stück weiter.

Es ist schwer vorstellbar, dass der nächste Bundeskanzler mit der Schlagzeile »Es ist ein Junge« ausgerufen wird, wie es die *taz* umgekehrt tat, als Angela Merkel 2005 erste deutsche Bundeskanzlerin wurde. Je höher also die gesellschaftliche Erwartung an die geschlechtsgebundene Rolle, desto größer ist der Druck – und damit auch das Potenzial für narzisstische Kränkungen und das Gefühl von Unzulänglichkeit. Die gesellschaftliche Blamage bei narzisstischem Scheitern scheint für Frauen nach wie vor geringer auszufallen als für Männer. Das mag man begrüßen, aber man kann sich dabei genauso fragen, ob das nicht auch damit zusammenhängt, dass echte Gleich-Wertigkeit von Männern und Frauen in dem, was sie tun, noch nicht hergestellt ist.

6 Der reiche Russe

Michael Richter bekam unerwartet Besuch von der Polizei. Zuerst gab er sich unwissend, als die Beamten ihn aber mit Fotos von einem PC konfrontierten, der eindeutig als seiner zu identifizieren war, wurde er still, fing an zu stottern und räumte ein, dass die kinderpornografischen Bilder, auf denen eine Frau mit einem Jungen und einem Mädchen zu sehen war, von seinem Rechner stammten.

An diesem Frühlingstag änderte sich für den Pharmavertreter Michael Richter alles. Seine Lebensgefährtin Cornelia, mit der er seit drei Jahren zusammen war, hatte wegen seines sexuellen Desinteresses Verdacht geschöpft, doch hatte sie vermutet, es sei eine andere Frau im Spiel. Auf der Suche nach Hinweisen machte sie auf seinem Rechner eine schockierende Entdeckung. Sie fand einen leicht zugänglichen Ordner mit zahlreichen kinderpornografischen Bildern, eine Textdatei mit einer kinderpornografischen Geschichte, einen vielsagenden Chat und E-Mails mit offenkundig gleichgesinnten Männern.

Sie beschloss, alles mit ihrem Handy abzufotografieren, und fuhr umgehend zur Polizei. Und so saß Michael

Richter rund eine Stunde später auf der Wache, machte in der Beschuldigtenvernehmung umfangreiche Angaben und kam anschließend in Untersuchungshaft. Im folgenden Prozess vor dem zuständigen Landgericht wurde er wegen des Besitzes, der Herstellung und des Vertriebs von kinderpornografischem Material sowie wegen sexuellen Kindesmissbrauchs zu einer mehrjährigen Haftstrafe verurteilt.

In der ersten Vernehmung erfuhren die Polizisten von Michael Richter, wer die Frau und die zwei Kinder auf den Fotos waren, und so riefen die Kripobeamten in Detmold ihre Kollegen in Kassel an, die nun ihrerseits eine Nadine Neumann mit ihren Kindern Mareike und Dirk aufsuchten und die Mutter mit den Bildern konfrontierten. Auch sie wurde vorübergehend in Untersuchungshaft genommen. Wenig später bekam ich den Auftrag, ihre Schuldfähigkeit und weitere Gefährlichkeit zu beurteilen.

*

In der Akte, die mir zugeschickt wurde, gab es ein ausführliches Protokoll der Vernehmung von Michael Richter, der einräumte, seit vielen Jahren pädosexuelles Interesse an Jungen und Mädchen sowie eine Vorliebe für Felle zu haben, außerdem eine ausführliche Zeugenvernehmung von Cornelia Maier, die die Umstände ihrer Recherche auf dem Rechner ihres Exfreundes schilderte, und die Beschuldigtenvernehmung der 28 Jahre alten Nadine Neumann, die sich reichlich naiv ausnahm.

Eingeheftet war, wie in solchen Akten üblich, sehr aussagekräftiges Bildmaterial, das zwei kleine Kinder bei sexuellen Handlungen am Genital der Mutter, mit gespreizten Beinen auf diversen Felldecken sowie in Fellmäntelchen zeigte. Wie immer gehörte es zu meinen Aufgaben als Sachverständige, das für das Verfahren relevante Bildmaterial anzusehen. Das war ohne Zweifel keine freudvolle Angelegenheit, aber umso wichtiger, als die Fotos auch für das spätere Gespräch bedeutsam sein konnten.

Ich fuhr also, nachdem ich über den Anwalt die Gesprächsbereitschaft der Beschuldigten erfragt hatte, nach Frankfurt, wo Nadine Neumann in U-Haft saß. Ich traf auf eine blasse Frau mit glattem, kinnlangem hellbraunem Haar, die eine Brille mit recht dicken Gläsern trug und für eine Mutter von zwei Kindern, die sechs und acht Jahre alt waren, relativ jung aussah. Sie trat leise und bescheiden auf, höflich, geradezu brav, was die kindlich-jugendliche Anmutung noch unterstrich.

Nachdem ich sie über die Fragestellung und den Rahmen eines solchen gutachterlichen Gesprächs informiert hatte, begann sie auf meine Bitte hin, von ihrer Herkunftsfamilie, ihrem Elternhaus und ihrer Biografie zu erzählen. Das Gespräch über die zur Last gelegten Delikte hob ich mir wie stets für später auf. Ich wollte zunächst begreifen, was für eine Person hier vor mir saß.

*

Nadine Neumann kam als jüngeres von zwei Kindern in einfachen, aber geordneten und liebevollen Verhältnissen in Kassel zur Welt. Die Familie Schmitz lebte mit ihrem Sohn und der drei Jahre jüngeren Tochter in Vellmar, einer Kleinstadt im Landkreis Kassel. Die Mutter war gelernte Fleischereifachverkäuferin, der Vater als einfacher Angestellter bei der Stadt beschäftigt. Nur wenige Häuser weiter wohnten die Großeltern väterlicherseits, die Eltern der Mutter lebten im ebenfalls nicht weit entfernten Habichtswald. Frau Schmitz blieb der Kinder wegen zunächst zu Hause, aber als ihre Tochter in die dritte Klasse kam, fing sie wieder zu arbeiten an, sodass Nadine und ihr älterer Bruder Marc von der Großmutter versorgt wurden.

Nadine besuchte den Kindergarten und die Grundschule, spielte Blockflöte und hatte eine beste Freundin, mit der sie ihre Freizeit verbrachte. Nach der Grundschule kam sie auf die Realschule, die sie mit einem durchschnittlich guten Abschluss verließ. Sie war ein braves und ruhiges Kind, das den Eltern keinerlei Sorgen oder Probleme bereitete. »Ich hatte eine schöne Kindheit. Meinen großen Bruder habe ich immer bewundert. Der war so selbstbewusst und konnte sich gut durchsetzen. Der hat gerade erst geheiratet und ist Filialleiter in einem Supermarkt.«

Das Familienleben und die Ehe der Eltern schilderte Frau Neumann als insgesamt harmonisch. Die Erziehung war im besten Sinn geprägt von Absprachen, Verbindlichkeit, Interesse und liebevoller Zuwendung. »Es gab schon auch klare Regeln. Also ich musste pünktlich zu

Hause sein. Wenn es hieß, acht Uhr, dann war das acht Uhr. Spielen durfte ich, wenn ich die Hausaufgaben fertig hatte. Aber das fand ich auch gut, dann hatte man das hinter sich.« Sie habe im Haushalt mitgeholfen, das sei selbstverständlich gewesen. »Marc nicht so, obwohl, der musste auch etwas machen. Rasenmähen und die Garage fegen oder mal Papas Auto waschen … Auf Geld wurde auch geachtet.« Die Familie verreiste zweimal im Jahr, etwa nach Österreich und an die Nordsee. Kurzum: Unauffälliger als im Fall von Nadine Schmitz hätte eine Kindheit nicht sein können.

Im Alter von 13 Jahren kam sie in die Pubertät. Auch als ich konkrete Nachfragen zum Umgang mit Sexualität im Elternhaus stellte, konnte ich keine Auffälligkeiten bemerken. So wollte ich wissen, ob sie ab einem gewissen Alter allein im Bad bleiben konnte oder ob es üblich war, dass die Tür jederzeit für alle offen stand. Frau Neumann stutzte, überlegte und sagte: »Nee, da war ich dann schon allein, so ab 13 auf jeden Fall … Aufgeklärt wurde ich von meiner Mutter und in der Schule natürlich.«

Im Vergleich zu ihren Mitschülerinnen erlebte sie sich eher als unscheinbares Mauerblümchen. Sie schminkte sich nicht, hatte weder das nötige Geld noch ein sonderliches Interesse, sich modisch zu kleiden. Die Eltern mochten es auch nicht, wenn junge Mädchen sich zurechtmachten wie erwachsene Frauen. Ihr Taschengeld gab Nadine für deutsche Schlagermusik aus. Die beste Freundin, die sie seit Grundschulzeiten hatte, lernte irgendwann ihren ersten Freund kennen und hatte fortan weniger Zeit für sie.

Mit 15 Jahren jedoch lernte Nadine Schmitz auf einem Stadtfest Jan Neumann kennen, einen 24 Jahre alten Elektriker. Er interessierte sich für sie, holte sie wenige Tage später mit dem Auto ab, fuhr mit ihr durch die Gegend und lud sie zum Essen ein. Nadine Schmitz war stolz auf einen so viel älteren und erfahreneren Freund. Mit 16 schlief sie das erste Mal mit ihm, mit 17 zog sie bei ihm ein, mit 18 wurde sie schwanger. Bis zur Geburt der Tochter Mareike befand sich Nadine Schmitz in der Ausbildung zur Verkäuferin.

Obwohl ihre Eltern und Schwiegereltern den Zeitpunkt der Schwangerschaft für verfrüht hielten, fanden sie doch, dass der knapp neun Jahre ältere Ehemann für eine Vaterschaft nun im besten Alter sei. Auch Jan Neumann freute sich auf seine Tochter, war bei der Geburt dabei. Die Familie lebte von dem Geld, das er verdiente. Da sie sehr sparsam und bescheiden waren, kamen sie insgesamt gut über die Runden. Nadine bewunderte ihren Mann, der so viel reifer schien als sie.

Zwei Jahre später kam Dirk zur Welt. Die junge Mutter kümmerte sich liebevoll um ihre Kinder, zeigte viel pädagogisches Geschick und großen Einsatz. »Auch als die Kinder schon etwas älter waren, war für mich immer klar, dass ich mich um sie kümmere. Sonst brauche ich keine Kinder zu haben. Ich wollte, dass sie sich gut entwickeln, dass sie gut sprechen lernen. Da muss man sich kümmern. Ich dachte mir, das ist besser für sie. Es gibt ja Eltern, die setzen ihre Kinder den ganzen Tag vor den Fernseher, aber das gab es bei mir nicht. Man braucht auch gar nicht so viel Spielzeug. Ich wollte, dass die selbst ihr Spiel erfinden. Klar, ich habe auch gepuzzelt mit ihnen oder Kaufmannsladen gespielt. Man kann so viel machen draußen mit dem, was man findet. Und Bauklötze und später Lego …«

Zugleich hatten sich nach Dirks Geburt erste Probleme eingestellt. Als der Sohn zur Welt kam, war Jan Neumann lieber mit Kumpeln auf einer Kegeltour als mit dabei im Kreißsaal, und in der Folgezeit war er nach der Arbeit immer häufiger mit seinen trinkfesten Freunden unterwegs. Den Großteil des Wochenendes verbrachte er nicht mehr mit seiner Familie, sondern kehrte erst sonntags in der Frühe sturzbetrunken heim, wurde unangenehm und reizbar. Obwohl sie grundsätzlich eher ein altmodisches Rollenverständnis hatte, wagte Nadine Neumann es einmal, ihrem gerade nüchternen Ehemann beim Abendbrot Vorhaltungen zu machen, aber daraufhin wurde er laut, fegte den Teller vom Tisch, schrie sie an und verließ das Haus.

Durch die Trinkgelage kam die Familie in wirtschaftliche Schwierigkeiten, und Nadine plünderte erst ihr Sparbuch, das sie noch aus Jugendzeiten hatte, und lieh sich dann Geld von ihrer Familie. Als Jan Neumann eines Sonntags wieder einmal betrunken nach Hause kam und massiv randalierte, zog die ansonsten stille Frau die Konsequenzen, schnappte sich die Kinder und fuhr zu ihren Eltern. Nadine Neumann war 24 Jahre alt, als ihre mit Ehe Jan Neumann geschieden wurde. Sie bekam Kindergeld und Unterhalt von ihm, und weil ihre Eltern sich tagsüber um die Enkel kümmerten, konnte sie in Teilzeit als Verkäuferin arbeiten. Die finanziellen Verhältnisse blieben dennoch sehr bescheiden. Ein knappes Jahr später mietete sie eine preiswerte kleine Wohnung, in die sie mit ihren beiden Kindern einzog.

Nadine Neumann wünschte sich einen neuen Partner, aber wie sollte sie als alleinerziehende Mutter einen Mann kennenlernen? Und eines war klar: Trinken durfte er nicht. An ihrem Arbeitsplatz freundete sie sich mit einer anderen jungen Verkäuferin an, die ihr vorschlug, im Internet eine Partnerschaftsanzeige aufzusetzen. Das sei doch so einfach. Da Nadine Neumann aber keinen PC und kein Internet hatte (es war das Jahr 2007), bot ihre Kollegin an, die Anzeige aufzugeben, und so geschah es. Nadine wünschte sich mit nunmehr 26 Jahren einen zärtlichen, liebevollen, treuen und kinderlieben Mann, mit dem sie ihr Leben teilen könne. Sie beschrieb sich als gut gelaunt und unternehmungslustig und gab an, dass sie gern spazieren gehe, deutsche Schlagermusik höre und romantische Filme gucke. Was Nadine nicht ahnen konnte: Das Stichwort »kinderlieb« brachte den »Erfolg«.

Es meldete sich Michael Richter. Als er ihr zum ersten Mal ein Foto von sich schickte, konnte sie ihr Glück kaum fassen. Was war das für ein Mann! Schlank, sportlich, athletisch, modischer Haarschnitt, Hemd und Krawatte, ein gewinnendes Lächeln, diese Grübchen im Gesicht … Was aber hatte sie zu bieten? Sie war eine unscheinbare Frau mit einfacher Kleidung, dicken Brillengläsern, kaum Geld und seit einer Ewigkeit nicht beim Friseur gewesen.

Dennoch nahm sie all ihren Mut zusammen, wagte kaum zu hoffen und verabredete sich mit Michael Richter. Auf einer seiner Geschäftstouren kam er mit seinem Dienstwagen, einem silberfarbenen 3er-BMW, in Vellmar vorbeigefahren. Als sie am Fenster stand und beobachtete, wie er in seinem Anzug und mit dem schwarzen Köfferchen aus dem Auto stieg, war sie mehr als beeindruckt.

Michael Richter führte sie sogleich in ein feines Restaurant zum Essen aus, wo sie nach Herzenslust bestellen durfte, ohne dass er auf den Preis schaute. Dennoch suchte sie nach einem Gericht in der mittleren Preisklasse. Er machte ihr viele Komplimente. Wie hübsch und jung sie aussehe, wie erfolgreich sie sich um ihre Kinder kümmere, was für eine gute Mutter sie sei, heute sei so etwas ja sehr selten. Toll, wie sie das Leben meistere und trotz der beiden Geburten so schlank geblieben sei! Sie mache auf ihn einen grundsoliden Eindruck, und das suche er. Er habe genug von Frauen, die nur auf schicke Kleider achteten, ein Vermögen für Schuhe ausgäben. Er wolle eine Frau mit Herz, nicht eine mit einem großen Kleiderschrank.

Michael Richter besuchte Nadine Neumann nun regelmäßiger, wie es sein Alltag als viel beschäftigter Pharmavertreter eines großen Konzerns gerade zuließ. Er spendierte ihr sogar Karten für ein Schlagerfestival, sodass sie ihre Kinder bei ihren Eltern unterbrachte, um mit ihm extra für das Konzert nach Stuttgart zu fahren. Michael Richter war es gewohnt, viel unterwegs zu sein. Gelegentlich musste er zu irgendwelchen Briefings nach Holland oder in die Schweiz fliegen oder auch mal in die USA. Er war wichtig und verdiente viel, das war Nadine klar. Sie stellte ihn ihren Eltern vor, die ebenso betört waren von dem gut aussehenden Mann mit dem gewinnenden Auftreten, der um so viel besser zu verdienen schien als sie selbst und als ihr Exschwiegersohn ohnehin. Auch trank er nicht und machte einen rundum gepflegten Eindruck.

Vor allem aber freute sich Nadine Neumann darüber, dass er einen guten Draht zu ihren Kindern hatte. Er spielte mit ihnen, brachte ihnen viele Geschenke mit – eigentlich *zu* viele, wie sie kritisch anmerkte, denn sie wollte nicht, dass die Kinder mit Spielzeug überfrachtet würden. Ihr sei an kreativen Dingen gelegen, mit denen man sich auf immer wieder neue Weise beschäftigen konnte, nicht an industriell vorgefertigter Ware, die rasch langweilig werde und dann das Kinderzimmer vermülle. Sie bat Michael Richter um Verständnis. »Ich wollte das nicht, dass er mit so viel Spielzeug ankam. Lego ist okay, aber nicht die ganzen Plastikfiguren und Videospiele.« Dennoch brachte Michael Richter irgendwann eine Spielekonsole mit, die die Kinder, wie Nadine Neumann entschied, sonntags von 15 bis 17 Uhr benutzen durften. »Da war er natürlich der absolute Liebling. Die Kinder freuten sich und mochten ihn.«

Doch auch sie war glücklich, wenn Michael Richter kam und mit ihr und den Kindern einkaufen ging. Dann schenkte er ihr und vor allem den Kindern schöne Anziehsachen. Sie selbst durfte sich ein Seidenhemdchen mit Spitze aussuchen, die Kinder bekamen Pelzmäntelchen, Mützen mit bunten Pelzbommeln und kleine Winterschals mit Plüschbesatz. Und zum gemeinsamen Fernsehen am Samstagabend, wenn die Kinder länger aufbleiben durften, sogar eine Kunstfelldecke. Mareike und Dirk mochten die plüschigen Sachen und vor allem die Spielekonsole, die natürlich das Allerbeste war.

Nadine Neumann fiel auf, dass Michael Richter, anders als ihr Exmann, in sexuellen Dingen ihr gegenüber »rücksichtsvoll« war, wie sie es nannte. Ich muss gestehen, dass ich den Begriff in Bezug auf Sex in den 20 Jahren meiner Gutachtentätigkeit noch nie gehört hatte und ihn eigentlich eher in einer anderen Epoche verorten würde. Mit »rücksichtsvoll« meinte Nadine Neumann, dass Michael Richter sich im Bett nicht aufdrängte, sondern, im Gegenteil, den sexuellen Kontakt zu ihr schon bald vermied. Sie schilderte, dass sie gern häufiger Sex gehabt hätte, er jedoch zunehmend über Kopfschmerzen klagte und keine Lust an ihr zeigte. Es wurde deutlich, dass er zwar einige Mühe fürs Einkleiden und Spielzeugkaufen aufwendete, das sexuelle Interesse an Nadine Neumann aber trotz der frischen Beziehung recht rasch erlahmte.

Die Bilder, die sich später in der Akte fanden, waren ohne Zweifel die Erklärung dafür – die sie zu diesem Zeitpunkt jedoch noch nicht verstand. Michael Richter zog sich bald immer mehr zurück, gab an, er habe zu tun, sei viel unterwegs, müsse wieder in die USA. Nadine hatte ihn nie zu Hause besucht und wusste nicht einmal genau, wo er wohnte.

Sie vermisste ihn sehr und freute sich umso mehr, als er schließlich doch wieder auftauchte. Auch die kleinen Verwöhnungen, an die sie sich, ohne es sich einzugestehen, gewöhnt hatte, hatten ihr gefehlt. Und dann machte Michael Richter eines Nachmittags den Vorschlag, man könne doch gemeinsam mit den Kindern ein »lustiges Spiel« spielen. Es funktioniere wie Stadt-Land-Fluss, doch wenn man in einer Rubrik eine Lücke habe, müsse man ein Kleidungsstück ausziehen. Dirk und Mareike waren als Erste entkleidet, und da Michael Richter offenbar trotz seiner Reisetätigkeit Probleme hatte, Städte und Flüsse zu benennen, war auch er rasch nackt; Nadine hatte noch ihren Slip an.

»Glauben Sie, dass er sich extra dumm anstellte, um sich selbst schnell zu entkleiden?«, fragte ich im Gespräch. Nadine Neumann antworte, dazu könne sie wenig sagen. »Jetzt im Nachhinein denke ich das schon. Damals fand ich es nur komisch, dass er so viele Dinge nicht wusste, obwohl er ja viel schlauer war als ich und beruflich auch so erfolgreich. Aber ich hab mir dann trotzdem nichts dabei gedacht. Heute schon …«

Als alle »Mitspieler« mehr oder weniger nackt waren, wurde der »Einsatz« nach Michaels Vorgaben erhöht. Er wies die Kinder an, explizit sexuelle Handlungen an der Mutter oder untereinander vorzunehmen, während er selbst den Verlauf des »Spiels« fotografierte. Auch sollten die Kinder sich die verschiedenen Pelzsachen anziehen und darin posieren.

Ich fragte Frau Neumann, ob sie im Jugendalter auf Partys Strip-Spiele mitgemacht habe, denn daran erinnerte unweigerlich das Vorgehen von Michael Richter. Sie verneinte, sagte, das sei alles neu für sie gewesen. »Erst fand ich es auch komisch, aber er wollte das unbedingt, und ich war ja froh, dass er da war. Ich wollte ja auch, dass er sich freut, wenn er mich besucht, wo er doch sonst so viel unterwegs ist. Er hat mir und den Kindern so oft einen Gefallen getan, da wollte ich auch …«

*

Nadine Neumann erzählte dies alles mit einer Offenheit und Naivität, die sich im Nachhinein nur schwer beschreiben lässt. Doch ihre Unwissenheit zu diesem Zeitpunkt war absolut authentisch. Ich höre in meinem Beruf viele absonderliche Dinge, und Menschen berichten mir von erstaunlichen Überlegungen und Sachverhalten, aber diese spezielle Form der völligen Ahnungslosigkeit überraschte mich sehr. Michael Richter manipulierte Nadines Tochter Mareike so geschickt, dass diese sehr explizite sexuelle Handlungen an ihrer Mutter vornahm und dabei ungläubig und unsicher in die Kamera schaute. Beim Anblick dieses Bildes gewann ich den Eindruck, dass das damals acht Jahre alte Mädchen das untrügliche Gefühl hatte, dass hier etwas ablief, was nicht in Ordnung war. Doch die 18 Jahre ältere Mutter schien von nichts eine Vorstellung zu haben.

Die »lustigen Nachmittage« wiederholten sich von Zeit zu Zeit. Darüber hinaus ließ Michael Richter sich selten blicken. Um die Familie allerdings auf längere Sicht kooperativ zu halten, berichtete er eines Tages der nach wie vor in bescheidenen Verhältnissen lebenden Nadine Neumann, dass er einen reichen Russen kennengelernt habe, dem er die Bilder der Familie gezeigt habe und der bereits sei, viel Geld dafür zu bezahlen. So könne sie im Monat locker auf 4000 bis 6000 Euro kommen, bar natürlich.

Nadine Neumann dachte nun an das Geld und daran, dass sie die Schulden aus der schwierigen Zeit mit ihrem Exmann nicht zurückgezahlt hatte und den Kindern selbst kaum etwas bieten konnte. Keine Frage, monatlich mehrere Tausend Euro waren sehr reizvoll. Niemals im Leben würde sie in ihrem Beruf auf so einen Verdienst kommen. Netto wohlgemerkt. Und die Kinder machten ja mit und waren alles in allem gut gelaunt. Außerdem war sie doch dabei, da konnte schließlich nichts passieren, und Gewalt gab es auch nicht.

So wurden zahlreiche Fotos für den angeblichen reichen Russen produziert, mit und ohne Kunstfell. Jedoch sah Nadine Neumann nie Geld, weil der Abnehmer, wie Michael Richter ihr erzählte, von ausgerechnet jenen Bildern nicht angetan war oder aber ähnliche Bildmotive schon hatte, sodass er leider, leider kein Geld bezahlen wollte.

»Wann ist Ihnen klar geworden, dass Michael nicht an Ihnen, sondern an Ihren Kindern sexuelles Interesse hatte?«, fragte ich sie in unserem Gespräch.

»Ich habe das erst begriffen, als die Polizei bei mir auftauchte. Ich habe mich vorher schon gewundert, dass er immer Kopfschmerzen hatte, wenn ich was wollte. Das hat sehr zugenommen. Aber ich dachte mir auch, gut, er ist viel unterwegs, er arbeitet viel, das ist bestimmt anstrengend. Irgendwann fiel es mir auf, aber ich wusste nicht, was dahintersteckte. Ich dachte eher, er hätte eine neue Freundin, und ich war ein wenig eifersüchtig und habe auch geheult, wenn er nicht da war. Und dann habe ich mich wieder so gefreut, wenn er kam. Meine Eltern waren auch total begeistert von ihm.«

»Frau Neumann, auf den Fotos ist zu sehen, wie Ihre Tochter mit Ihnen eine Art Oralverkehr probiert. Das ist eine sexuelle Handlung eines acht Jahre alten Kindes an einer erwachsenen Frau«, insistierte ich.

»Das habe ich so nicht gesehen. Ich habe das als Spiel gesehen. Ich wär selbst nicht auf die Idee gekommen, aber die Kinder haben mitgemacht, die haben gelacht, es war alles ohne Gewalt. Ich habe immer gedacht, Kindesmissbrauch ist, wenn fremde Männer einfach so ein Kind greifen und mit dem Geschlechtsverkehr haben. Das war ja so nicht.«

»Sie wollen sagen, Sie haben das gar nicht als sexuellen Kindesmissbrauch bewertet?«

»Nein, das war mir wirklich nicht klar. Ich dachte immer, Kindesmissbrauch geht mit Gewalt. Ich habe erst begriffen, dass die Kinder und ja auch ich missbraucht worden sind, als die Polizei mich befragt hat. Ich schäme mich so sehr ...«

»Können Sie mir das noch mal erklären: Was ist für Sie sexueller Kindesmissbrauch?«

»Ich dachte immer, wenn ein fremder Mann ein Kind ... ja, also, wenn ein fremder Mann ein Kind mit Gewalt zwingt.«

»Wozu zwingt?«

»Ja, zum Geschlechtsverkehr ...«

»Und was tut Ihre Tochter auf den Bildern?«

»Ja, also mir ist das sehr peinlich. Ich fand das eigentlich auch nicht gut, aber es war nichts mit Gewalt, und ich war ja ihre Mutter und Herr Richter ...«

Ich fragte sie außerdem, ob sie sich überlegt habe, warum ein angeblicher reicher Russe mehrere Tausend Euro für die Bilder zahlen wollte, ob sie nicht spätestens dann hätte wissen müssen, dass sie etwas Kriminelles tat. Nein, sagte sie, das habe sie nicht zu Ende gedacht. »Ich dachte: Na ja, wenn der so reich ist und für solche Fotos so viel zahlen kann ... Ich kann das Geld gut gebrauchen, und er hat die Fotos, und er hat auch genug Geld. Ich wollte auch meine Schulden zurückzahlen. Hätte ich gewusst, dass ich den Kindern damit schade, hätte ich das doch niemals getan!«

Frau Neumann begann im Verlauf des Gesprächs zu weinen und lief vor Scham rot an. Sie wirkte authentisch bestürzt darüber, dass sie derart naiv und verblendet gewesen war und gleichzeitig bereit, ihre Kinder zu verkaufen. Sie hatte einerseits etwas Altertümliches und Altbackenes an sich und andererseits eine seltsame hinterwäldlerische Jugendlichkeit. Frau Neumann hatte, nachdem sie mit der Polizei zu tun hatte, auch ihren Eltern von der Angelegenheit erzählt, und auch sie hätten zu erkennen gegeben, dass ihnen nicht klar gewesen sei, dass es sich um strafbaren sexuellen Missbrauch gehandelt habe, wenngleich sie das Spielchen mit den Kindern komisch fanden.

*

Vermutlich kennt jeder diese Erfahrung: Es gibt Paare, bei denen man sich rein vom äußeren Erscheinungsbild her fragt, wie diese beiden Menschen zusammenfinden konnten. Sie sind in der gesamten »Aussage« ihres Auftretens so unterschiedlich, dass schwer vorstellbar ist, wie da eine gegenseitige, auf das Wahrnehmen der jeweiligen Person basierende Liebesbeziehung bestehen soll. Und diese Erkenntnis trug auch zu den Tränen bei, die Frau Neumann vergoss. Sie musste einsehen, dass sie Opfer ihrer umfassenden Arglosigkeit geworden war. Wäre sie gewillt gewesen, den Tatsachen ins Auge zu sehen, hätte sie darüber nachdenken müssen, welches Interesse der smarte und attraktive Herr Richter eigentlich an ihr hatte. Auch dass sie nicht wusste, wo er wohnte, ihn niemals besuchte, hätte sie stutzig machen können, aber spätestens als das Stadt-Land-Fluss-Spiel eingeführt wurde, hätte ihr deutlich werden müssen, worum es hier ging. Sie selbst hatte keinerlei pädosexuelle Interessen.

Herr Richter, den ich vor Gericht erstmalig erlebte, war ein glatter, unverbindlich wirkender Mann, der sehr fassadenhaft rüberkam. Er räumte die Taten, die ohnehin bestens dokumentiert waren, in vollem Umfang ein und gab an, seit der Pubertät kein ausschließliches, aber ein sehr starkes Interesse an sexuellen Handlungen mit Kindern zu haben. Die Sache mit dem Fell sei für ihn ein erotischer Fetisch. Frau Neumann war psychisch völlig gesund. Sie war naiv, aber sie wäre als durchschnittlich intelligente Frau grundsätzlich befähigt gewesen, die Zusammenhänge zu erkennen und ihre Kinder zu schützen. Nicht zuletzt hatte sie eine zweckrationale Überlegung angestellt, nämlich der Art, mit den Fotos ihrer Kinder Geld zu verdienen. Das war ein Umstand, dessen sie sich im Gespräch mit mir besonders schämte.

Frau Neumann war also voll schuldfähig und wurde zu einer relativ geringen Haftstrafe verurteilt. Die Kinder kamen erst in Obhut einer Pflegefamilie, dann zu ihren Großeltern und später zurück zur Mutter, die sich den Kindern gegenüber ansonsten nie etwas hatte zuschulden kommen lassen.

Den reichen Russen, der die Bilder angeblich kaufen wollte, gab es freilich nie.

*

Diese Fallgeschichte berührt verschiedene Aspekte: die Sehnsucht einer einsamen Frau nach einer verlässlichen Partnerschaft, nach einem Mann, der sie liebt, sie begehrt und genügend Reife und soziale Verantwortung hat, sich für eine Frau mit kleinen Kindern zu entscheiden. Der Fall zeigt aber auch die Tücken einer inneren Grundhaltung, nach der die Frau mehr oder minder unausgesprochen emotional und sozial vom anderen abhängig ist. Und er zeigt, dass Kinder – auch wenn es selten ist – der eigentliche Grund für die Kontaktaufnahme sein können. Für pädosexuell interessierte Täter sind solche Konstellationen ideal.

Noch etwas beleuchtet die Geschichte: dass Menschen in Bezug auf Kriminalität gelegentlich sehr eigene Definitionsmaßstäbe haben, und das vor allem im Bereich der

Sexualdelinquenz. Von einem Raubdelikt haben die meisten Leute eine halbwegs übereinstimmende Vorstellung. Auch bei Brandstiftung ist jedem klar, dass ein Feuer mehr oder weniger stark um sich greifen und Schäden unterschiedlichen Ausmaßes verursachen kann (wobei die Brandstifter selbst die desaströsen Folgen des Brands meist mit großem Erstaunen als völlig überraschend deklarieren).

Beim Thema Sexualdelinquenz aber klaffen die Definitionen – sowohl in der Gesellschaft als auch in wissenschaftlichen Studien – nach wie vor weit auseinander. Das zeigt nicht zuletzt die MeToo-Debatte: Die einen reden über sexuelle Gewalttätigkeit in Form von Nötigung oder gar Vergewaltigung, also das, was man als »Hands-on-Delikte« bezeichnet. Die anderen über die Freiheit zum Flirt. Der Flirt aber ist ein hochkomplexes, ausgefeiltes Manöver, das sich um eine theoretische, mögliche oder konkret in Erwägung zu ziehende erotische Kontaktaufnahme dreht und in sehr feinen Abstufungen mit der Wahrung der Distanz einerseits und der minutiös dosierten, ritualisierten Distanzminderung andererseits spielt. Der Flirtende ist sich der Nähe-Distanz-Regulation sehr wohl bewusst. Ist er es nicht mehr, drohen Missverständnisse, gegebenenfalls mit strafrechtlich relevantem Nachspiel.

Ich sitze immer wieder Vergewaltigern gegenüber, die steif und fest behaupten, sie seien keine Vergewaltiger – mit der sinngemäßen Begründung, dass dies Männer seien, die hinter Büschen hervorspringen, um völlig fremden Frauen Geschlechtsverkehr abzunötigen. Wenn Geschlechtsverkehr aber in vertrauten Räumlichkeiten zwischen einander bekannten Personen stattfindet, obwohl es dem erklärten Wunsch der Frau widerspricht, wird er von vielen Tätern gar nicht als Vergewaltigung definiert.

Und so ist es auch beim sexuellen Kindesmissbrauch: Frau Neumann hatte eine sehr eingeschränkte Definition davon, obgleich schon das Begriffspaar »sexuell« und »Kind« nahelegt, dass jegliche in sexueller Absicht geschehene Kontaktaufnahme mit einem Kind ein Missbrauch ist. Sexualdelikte sind also – um es auf einen Nenner zu bringen – für viele Täter immer das, was die anderen tun, und nicht das, was sie selbst tun.

Noch heute ist der Bereich der Sexualstraftaten durch Frauen kaum erforscht. Die Kriminalstatistik zeigt, dass Männer den Großteil der Sexualstraftaten begehen, Frauen fallen zahlenmäßig kaum ins Gewicht, wenngleich es seit langer Zeit Hinweise darauf gibt, dass Frauen pädosexuelle Absichten vor allem durch erzieherische Pflege- und Fürsorgehandlungen tarnen. Mütter missbrauchen Söhne öfter als Töchter, und Mütter, die Töchter missbrauchen, verbinden die Missbrauchshandlungen eher mit sadistisch anmutender Gewalt.

Alleinerziehende Mütter sind besonders häufig unter den Missbrauchstäterinnen. Sexueller Missbrauch ist jedoch kein schichtenspezifisches Problem. Es scheint zwar Hinweise darauf zu geben, dass sexueller Kindesmissbrauch durch Mütter eher bildungsferne Milieus betrifft, doch wird zugleich kritisch angemerkt, dass einkommensstarke Familien weniger mit dem sozialen Hilfesystem in Kontakt kommen und daher eventuelle Delikte weniger gut erkannt würden. Inzestdelikte gedeihen zudem in einem eher patriarchalischen Familiensystem besser.

Zahlen in Studien sind oftmals nicht vergleichbar, weil unterschiedliche Handlungen in den Untersuchungsgegenstand einbezogen werden, das Schutzalter in manchen Ländern mit zwölf, in anderen erst mit 18 Jahren endet und unterschiedliche Altersdifferenzen zwischen Tätern und Opfern zugrunde gelegt werden. Bei Mutter-Kind-Konstellationen ist immerhin klar, dass die Altersdifferenz größer als zehn Jahre ist, bei innerfamiliärem Missbrauch zwischen Geschwistern kommt man allerdings zu anderen Zahlen, wenn man einen Altersunterschied von fünf Jahren oder einen von zehn Jahren voraussetzt. Den meisten Studien ist zu entnehmen, dass Mädchen häufiger missbraucht werden als Jungen. Allerdings ist auch da fraglich, ob immer dieselben Maßstäbe an die Erfassung der einzelnen Ereignisse angelegt werden und ob dieser Unterschied auch in Bezug auf andere Altersgruppen gilt. Die Datenlage ist ausgesprochen uneinheitlich.

Die geringe Zahl weiblicher Missbrauchstäterinnen mag auch darauf zurückzuführen sein, dass die in Rede stehenden Handlungen überhaupt nicht als Delikte wahrgenommen werden. Bereits in den Sechzigerjahren wurde darüber diskutiert, dass die Definition von Sexualstraftaten vor allem durch Männer erfolge, weshalb sexuelle Verhaltensweisen von Frauen per se großzügiger ausgelegt würden: Sexualisierte Verhaltensweisen von Frauen würden entsexualisiert – man spricht ihnen die sexuelle

Komponente ab –, allein weil die Handlung von einer Frau begangen wird.

Dieses Phänomen, sexuellen Handlungen ihren sexuellen Gehalt abzusprechen und Handlungen von Erwachsenen zu infantilisieren, ist eine bewährte Strategie von Missbrauchstätern beider Geschlechter. Sie deklarieren ihre Handlungen als Spiel oder als Zufall. Auch Frau Neumann nahm kognitiv eine solche Entsexualisierung vor. Sie war selbst überhaupt nicht pädophil, sie hatte erotisch und sexuell nichts von dem »Spiel«. Ihr Gewinn war nur, dass sie ihren Partner bei sich wusste: Sie wollte Michael Richter zu Willen sein und ihm gefallen, später war Geld ihr Motiv.

Das Phänomen des Kindesmissbrauchs durch Frauen ist eines der letzten Tabuthemen im Bereich Sexualität in der Gesellschaft. Das hängt mit den unvermindert gültigen Stereotypen und Grundannahmen zur weiblichen Sexualität und zur Mutterschaft zusammen, allerdings spielen in der wissenschaftlichen Diskussion auch moralische, pädagogische, gesellschaftspolitische, feministische und mitunter religiöse Vorstellungen eine Rolle.

Das Thema ist ein heißes Eisen, und wie bei anderen Themen verhindert eine ideologische Sekundär-Überfrachtung eine neutrale und sachliche Analyse des Problems. Wenn etwa darüber diskutiert wird, ob der Feminismus noch eine Berechtigung hat, da Frauen doch ihre Macht über Kinder auch sexualisiert ausnutzen, werden zwei Themen in völlig unzulässiger Weise in Opposition gebracht. Man könnte ebenso gut die absurde Frage stellen, ob man in einer Gesellschaft noch erlauben sollte, dass Familienväter mit ihren Ehefrauen und Kindern zusammen unter einem Dach leben, da es doch gleichzeitig Väter gibt, die ihre Kinder zu Tode prügeln.

Sexuelle Gewalt hat insofern mit der Gleichberechtigung von Menschen jeden Geschlechts zu tun, als dass sie in Gesellschaften, die stark geschlechterhierarchisch geprägt sind, häufiger vorkommt und kognitiv anders legitimiert wird. Darüber hinaus speist sich die Utopie einer geschlechtergerechten Gesellschaft aus dem Humanismus, und dass es einzelne Personen gibt, die Straftaten begehen, wirft nicht das Konzept an sich über den Haufen.

Dann wiederum gibt es explizit feministische Untersuchungen, die nur äußerst ungern zur Kenntnis nehmen, dass Mütter auch Söhne missbrauchen. Wenn man durch eine gelbe Brille in einen blauen Himmel schaut, wird man diesen faktisch als grün ansehen. Solche – in meinen Augen unzulässigen und auch unnötigen – ideologischen Zuspitzungen führen nur dazu, dass man das, was faktisch ist, nicht beschreiben und benennen darf. Dann aber kann man das Phänomen nicht verstehen und keine konstruktiven Lösungsansätze erarbeiten.

In dem lesenswerten Buch von Alexander Markus Homes über mütterlichen sexuellen Missbrauch ist zu lesen: »Wie kommt es denn dann in einer Vielzahl von Missbrauchsfällen durch Frauen zu brutalsten Gewalthandlungen, teilweise sogar zu sadistischen Handlungen, die der Folter gleichen? Es muss sogar die Frage erlaubt sein, ob diese Gewaltanwendungen, die von Frauen – insbesondere Müttern – verübt werden, in Form und Intensität die körperlichen Gewalttaten männlicher Täter in einer nicht nachvollziehbaren Art und Weise übertreffen. Dem Verfasser jedenfalls sind bis heute keine Fälle bekannt geworden, in denen Männer, insbesondere (Stief-) Väter, an Kindern derartig brutale, sadistische und perverse Gewalthandlungen vollzogen haben, wie Frauen es getan haben.«*

Ideologie allerorten. Dem Verfasser jener Zeilen muss ich entgegenhalten, dass ich mit einigen Fällen schwerster Kindesmisshandlungen, verübt durch Männer, zu tun hatte, die an »perversen Gewalthandlungen« wenig auslieẞen. Das Zitat macht jedoch deutlich, dass massive Gewalt, wenn sie von Frauen ausgeht, anders gewichtet, anders wahrgenommen wird. Entweder wird sie bagatellisiert, oder sie wird als besonders ungewöhnlich wahrgenommen. Dabei ist Gewalt gegenüber Kindern immer ein Spiegel der persönlichkeitsstrukturellen und mitunter auch lebenskritisch zugespitzten Probleme und Defizite des Täters oder der Täterin – und zwar ziemlich unabhängig vom Geschlecht.

Dass unser Blick auf das Thema noch immer verzerrt ist, belegt folgende Untersuchung: Zeigt man Probanden szenische Bildgeschichten von Familien am FKK-Strand, dann werden jene, in denen Männer nackte Kinder fotografieren oder eincremen, schneller als Missbrauch deklariert als die, in denen eine Frau beteiligt ist. Selbst

---

* Alexander Markus Homes, *Von der Mutter missbraucht. Frauen und die sexuelle Lust am Kind*. Pabst Verlag, 2. Aufl. 2005.

wenn zwei das Gleiche tun, scheint es nicht das Gleiche zu sein – zumindest in der gesellschaftlichen Bewertung.

Ein ähnliches Phänomen fiel mir schon oft in meinen Explorationen auf. Männer, die angaben, als Jugendliche mit 14 oder 15 den ersten sexuellen Kontakt mit einer zehn Jahre älteren Erziehungsperson, etwa der Sozialarbeiterin im Heim, einer Erzieherin oder Lehrerin, gehabt zu haben, berichteten voller Stolz von dieser Initiation. Wenn ich sie fragte, ob sie diese Situation als Missbrauch erlebt hätten, verneinten sie dies vehement, einige blickten mich an, als hätte ich den Verstand verloren.

Sind die Geschlechter in dieser Konstellation umgedreht, wird aber sehr viel häufiger von sexuellem Missbrauch gesprochen. Diese unterschiedliche Wahrnehmung auch seitens der Opfer hat mit gesellschaftlichen und kulturell tradierten Annahmen über männliche und weibliche Sexualität zu tun, obwohl es natürlich in keinem Fall angebracht ist, mit Schutzbefohlenen sexuelle Handlungen zu vollziehen.

*

Gegenwärtig scheinen mir die gesellschaftlichen Rahmenbedingungen für eine unideologische Untersuchung des Themas nicht sonderlich günstig: Der kunstinteressierte Zeitgenosse und Feuilletonleser kann etwa zurzeit zur Kenntnis nehmen, dass Gemälde, die über Jahre und Jahrzehnte unangefochten in den Olymp der abendländischen Malerei gehörten, wegen der Abbildung »sexueller Gewalt« abgehängt oder gar nicht erst aufgehängt werden, aus Sorge vor einem Shitstorm. In den USA beklagen sich Jurastudentinnen in Vorlesungen zum Strafrecht darüber, dass dort der Begriff der Vergewaltigung falle, sie würden dadurch traumatisiert.

Auch der Umgang mit Sprache zeigt eine Tendenz zur neuen Infantilisierung von Frauen, wobei diese Tendenz zum Teil von Frauen selbst vorangetrieben wird: Bei Vergewaltigungen erwachsener Frauen (oder junger erwachsener Frauen) ist zunehmend von Missbrauch die Rede. Missbrauchen aber kann man nur jemanden, der von seiner Stellung innerhalb des sozialen Machtgefüges her in einer unterlegenen, abhängigen oder nicht entscheidungsfähigen Position ist. Das gilt für ein Kind in Bezug auf seine Erziehungsberechtigten, für Schüler in Bezug auf ihre Ausbilder, auch für sedierte Patienten in Bezug auf das Personal im medizinischen Versorgungssystem – aber nicht für erwachsene Frauen in Bezug auf irgendeine andere Person. Sexuell reife, erwachsene Personen kann man nicht »missbrauchen«, denn sie sind imstande, ihr Nichteinverständnis wirksam zu erklären. Setzt ein Täter oder eine Täterin sich darüber hinweg, haben wir es mit sexueller Nötigung oder Vergewaltigung zu tun.

7 Ich hab den Heinz angestochen

Heinz Terstetten erlag seinen lebensgefährlichen Stichverletzungen in einer milden Oktobernacht in einem Oldenburger Krankenhaus, in das er 40 Minuten zuvor notfallmäßig eingeliefert worden war, während seine Frau Hanne bereits auf dem Polizeirevier vernommen wurde. Im Lauf der Vernehmung erfuhr sie, dass ihr Mann nicht überlebt hatte. Hanne Terstetten, wie ihr Mann 53 Jahre alt, hatte vom Telefonanschluss eines Nachbarn aus die Polizei gerufen: Man möge schnell mit einem Notarzt kommen, sie habe den Heinz »angestochen«, und der rühre sich nicht. Einsatz- und Rettungskräfte fuhren zu der nahe gelegenen Kleingartensiedlung, aus der der Anruf gekommen war, und trafen auf eine kleine Frau, die aufgeregt mit den Armen wedelte, um die Herbeikommenden zu dem Parzellenhäuschen zu lotsen, wo sich das Drama abgespielt hatte. Es bestand aus einem Raum mit Schlafgelegenheit, Herd und Kühlschrank sowie einem kleinen, zugemüllten Abstellraum. Außerdem gab es ein kleines Bad mit Waschgelegenheit und WC, in dem das Wasser längst abgestellt worden war.

Das Opfer Heinz Terstetten lag auf dem Rücken vor dem Sofa, das rechte Bein der Länge nach ausgestreckt, das linke ein wenig zur Seite gedreht. Er trug ein Sweatshirt mit dem Werbeaufdruck einer Brauerei, das im Brustbereich stark blutverschmiert war. Der Oberkörper wies zahlreiche Stichverletzungen auf. Das mutmaßliche Tatwerkzeug, ein blutiges Küchenmesser mit schwarzem Griff, lag auf dem Couchtisch neben einem weiteren Messer, einem noch größeren Fleischermesser, das nach ersten Angaben des Notarztes nicht als Tatwaffe in Betracht kam.

Auf dem Fußboden neben dem Sofa, auf dem Tisch und in einer Ecke mit den Haushaltsgeräten türmten sich zahlreiche leere Bier-, Wein- und Schnapsflaschen. In einem Schränkchen neben dem Herd befanden sich ein einfaches Besteck sowie weitere Messer, die aus einem der haushaltsüblichen Küchensets stammten. Auf dem Kühlschrank standen mehrere Kaffeetassen, die offenbar seit einiger Zeit nicht mehr gespült worden waren. Im Waschbecken des kleinen Bads waren Blutspuren zu erkennen, ebenso am Griff einer danebenstehenden Gießkanne, mit der offenbar das Spülwasser herbeigeschafft worden war.

Als ich später die Bilder des Tatorts betrachtete, stieß ich auf ein weiteres interessantes Detail: Im kunstledernen Polster eines Stuhls, der unweit des Sofas gestanden hatte, fanden sich zwei scharfrandige Messerschnitte von jeweils rund zehn bis zwölf Zentimetern Länge, und auch eine auf dem Fußboden liegende Fernsehzeitung wies mehrere ähnliche Schnitte auf.

Auf den Fotos, die von Frau Terstetten angefertigt wurden, waren ein Brillenhämatom, also ein beidseitig an den Augen ausgeprägter Bluterguss, und Würgemale am Hals zu erkennen. Als man ihr rund anderthalb Stunden nach der Tat eine Blutprobe entnahm, wies diese eine Blutalkoholkonzentration von 1,8 Promille auf.

*

Der Obduktionsbericht des seinen Verletzungen erlegenen Heinz Terstetten führte vier Stichwunden auf. Eine schräg unterhalb der linken Brust quer gestellte Verletzung von 2,5 Zentimetern Länge und fünf Millimetern Breite hatte die Brusthöhle geöffnet, aber weder Herz noch Lunge verletzt. Eine zweite endete direkt auf dem Brustbein, zwei weitere Verletzungen trafen die linke Lunge, eine davon die Lungenarterie. Nach Angaben des Rechtsmediziners führte dieser massive Stich zum Tod. Abwehrspuren wies der Leichnam nicht auf, woraus zu folgern war, dass Heinz Terstetten den Angriff nicht erwartet beziehungsweise nicht einmal sofort bemerkt hatte. Der Winkel der Einstiche wies darauf hin, dass das Opfer zum Tatzeitpunkt gesessen habe müsse. Die Blutalkoholkonzentration des Verstorbenen betrug 2,9 Promille.

Der Zeuge Ulf Brockmann, von dessen Telefon Hanne Terstetten die Polizei gerufen hatte, sagte aus, Hanne sei vor seinem Parzellenhäuschen erschienen, habe laut mit den Fäusten gegen die Holztür getrommelt und geschrien, er solle aufmachen, es sei dringend. Weil er nicht sofort öffnete, brüllte Hanne durch die geschlossene Tür, sie müsse die Polizei rufen. »Ich hab den Heinz angestochen.« Er ließ sie ein, woraufhin sie zum Telefon stürzte und in den Hörer schrie, dass sofort ein Notarzt kommen müsse, denn der Heinz würde ihr sonst wegsterben. Dann, so Ulf Brockmann, lief sie zurück zu ihrem Häuschen, er selbst zog sich schnell etwas über und eilte ihr nach. In der Laube angekommen, sah er, wie Hanne Heinz von der Couch auf den Boden zog und mit einer Herzdruckmassage begann.

Als Hanne rausging, um die Polizei und die Rettungskräfte einzuweisen, löste er sie ab. Sie wirkte auf ihn allenfalls etwas angetrunken, vor allem aber sei sie sehr, sehr aufgeregt gewesen. Bei den Terstettens habe die Polizei oft wegen Ehestreitigkeiten anrücken müssen. Es handele sich um ein Alkoholikerpärchen, das sich ständig zanke und mitunter schlage. Er selbst habe wenig mit ihnen zu tun gehabt, nur hin und wieder habe man zusammengesessen und ein »Bierchen« getrunken.

Der Vater des getöteten Heinz Terstetten gab an, sein Sohn sei seit zehn Jahren mit Hanne zusammen. Beide hätten sich in einer Entzugsklinik kennengelernt. Seit acht Jahren seien sie verheiratet. Ihn wundere das alles nicht. Es habe viel Streit gegeben, sein Sohn und seine Schwiegertochter tränken zu oft und viel zu viel, aber da könne er als Vater nichts machen. Beide seien schließlich erwachsen und müssten selbst sehen, wie sie klarkämen.

Zwei Jahre lang seien sie nach der Therapie trocken gewesen, aber dann habe alles wieder von vorne angefangen. Daraufhin habe er sich zurückgezogen, weil er auf den Streit keine Lust gehabt habe. Die Hanne sei eine schwierige Frau, reizbar und dominant, »launisch eben«. »Ich war mal bei denen, als Heinz Bratkartoffeln gemacht hat. Da hat die Hanne ihn angeschnauzt, dass da zu wenig Salz drauf wär. Aber wie!« Er habe sie jedenfalls nicht gemocht. Es tue ihm leid, dass der Heinz so ein Ende gefunden habe. Er habe den Sohn mal beiseitegenommen und gewarnt, dass die Hanne »ein Besen« sei und es Probleme geben würde, aber Heinz habe nur gesagt, er soll sich da raushalten. »Das kommt jetzt davon.«

In ihrer Beschuldigtenvernehmung bestätigte Hanne Terstetten, dass sie Heinz vor zehn Jahren in einer Entzugsklinik kennengelernt habe. Sie seien beide wegen ihres Alkoholkonsums dort gewesen, hätten dann aber die Therapie vorzeitig beendet und seien zusammengezogen. Erst wohnten sie in einer kleinen Mietwohnung, Heinz arbeitete in einem Lager, und sie putzte in drei Kneipen.

Rund zwei Jahre tranken sie nichts, und alles lief gut. Dann aber heirateten sie und dachten sich, jetzt seien sie so lange trocken, jetzt könne man auch mal gemeinsam feiern. So habe das Ganze wieder angefangen. Heinz verlor binnen sechs Monaten seine Arbeit, sie putzte weiter, wobei sie nicht immer nüchtern gewesen sei. Irgendwann konnten sie die Wohnung nicht mehr bezahlen, seien versumpft, hätten Rechnungen ignoriert. Schließlich zogen sie in die Laube, die ihnen Heinz' Vater zur Nutzung überlassen hatte.

Unter Alkoholeinfluss habe es immer viel Streit gegeben. So sei es auch zu dem Messerangriff gekommen.

Hanne gab zu, ihren Mann mehrmals geschlagen zu haben, am Tattag aber habe er sie so sehr gewürgt, dass sie Todesängste ausgestanden habe. Sie sei sich sicher gewesen, so eine Attacke werde sie nicht noch mal überleben. Deswegen habe sie versucht, eines der Messer an einer anderen Klinge zu schärfen, habe es dann an Zeitung und Stuhlsitz getestet und festgestellt, dass es scharf genug sei. Als Heinz dann auf dem Sofa eingeschlafen sei, habe sie das vorbereitete Messer genommen, das sie zwischen den Polstern des neben dem Sofa platzierten Sessels versteckt hatte, um auf den arglosen Heinz einzustechen. Der sei nach dem zweiten Hieb aufgewacht, aber da habe sie blitzschnell ein weiteres Mal zugestochen und ihn in der Seite getroffen.

In der Vergangenheit habe ihr Mann sie schon einmal bis zur Bewusstlosigkeit gewürgt und so in große Panik versetzt. Das habe sie nicht noch einmal erleben wollen und für den Fall der Fälle ein Messer versteckt, um dies bei einer weiteren Auseinandersetzung parat zu haben. (Wann genau sie die Vorbereitungen getroffen hatte, ließ sich nicht exakt klären, da sie einmal angab, dass sie die Messer am Tattag geschliffen habe.) Auf den Einwand, dass das Opfer keine Abwehrverletzungen zeige und sie selbst erklärt habe, auf den schlafenden Ehemann eingestochen zu haben, es also keine akute Notwehrsituation gegeben haben könne, gab sie an, dass sie die Gelegenheit genutzt habe, um nicht selbst Gefahr zu laufen, von ihm in einem Zweikampf umgebracht zu werden. Die Idee, ihn zu töten, sei schon länger da gewesen. Aber auch er habe gedroht, sie umzubringen. Zum Alkoholkonsum am Tattag erklärte sie, sie habe ganz normal getrunken, so wie jeden Tag, also eine Flasche Wein und acht Bier.

*

Im folgenden Prozess beauftragte die Staatsanwaltschaft mich mit der Begutachtung Hanne Terstettens, da zum einen die Möglichkeit einer psychischen Störung bestand und zum anderen geklärt werden musste, ob der Alkohol ihre Schuldfähigkeit gemindert hatte, sie also in eine Entziehungsanstalt eingewiesen werden musste. Zudem hatte Frau Terstetten über ihren Anwalt mitteilen lassen, dass sie sich eine Frau als Sachverständige wünschte.

Hanne Terstetten war eine kleine, etwas untersetzte Person mit Kurzhaarfrisur, einem energischen und deutlich vorgealterten Gesicht. Mit ihren 53 Jahren hätte sie auch gut 65 sein können. Ihre Gesichtszüge und die tiefen Falten um die Mundwinkel herum hatten etwas Hartes, vom Leben Beschwertes und Enttäuschtes. Sie war offenkundig sehr starke Raucherin, ihre Stimme klang belegt, und wenn sie hustete, rasselte es laut. Ihre Finger waren nikotinbraun gefärbt, sie trug sportliche, einfache Kleidung und Turnschuhe.

Das erste Gespräch, das wir miteinander führten, gestaltete sich schwierig. Immer wieder unterbrach sie mich, und wenn ich Nachfragen stellte, beschimpfte sie mich unwirsch, ich hätte ja ganz offenkundig überhaupt keine Ahnung. Ich versuchte ihr dann zu erklären, warum ich Nachfragen stellen müsse, was meine Aufgabe sei und dass einige ihrer biografischen Schilderungen zwar eine innere Logik hätten, die für sie selbst völlig offenkundig sei, die aber für Außenstehende nicht sofort einsichtig sei. Vor Gericht gehe es darum, sie mit ihren Erfahrungen, ihren Denkmustern und ihren Gefühlen als Person möglichst präzise beschreiben zu können. Der zweite Gesprächstermins verlief friedlicher, offenbar hatte Frau Terstetten akzeptieren können, dass ich nur meine Aufgabe erfüllte und sie mit meinen Fragen keineswegs kritisieren wollte. Geduldig und anschaulich erzählte sie mir ihre Geschichte.

Ich erfuhr, dass sie das jüngste von drei Kindern war. Zu ihrem zwei Jahre älteren Halbbruder Jörg hatte sie seit Jahren keinen Kontakt mehr. Ihre Mutter Elisabeth war bei seiner Geburt gerade 16 Jahre alt gewesen, Jörgs Vater hatte sie kurz danach verlassen. Wenig später lernte die Mutter den sieben Jahre älteren Paul Fischer kennen, gemeinsam bekamen sie Hanne. Paul war Hafenarbeiter, Elisabeth arbeitete in der Küche eines Altenpflegezentrums. Die beiden Kinder wuchsen in schwierigen Verhältnissen auf, denn Paul war zeitlebens Alkoholiker und starb mit 46 Jahren an Leberzirrhose (die Mutter verstarb erst kürzlich an einer Hirnblutung).

Hanne Terstetten schilderte ein von grober Gewalt geprägtes Elternhaus, Mutter und Kinder lebten in ständiger Angst vor dem Vater. Er kam betrunken nach Hause und prügelte wahllos auf seine Familie ein, die sich manchmal gar vor ihm unter dem Bett versteckte. Er schlug mit allem zu, was ihm in die Hände kam: Pfannen, Gürtel und Fußleisten, die er von der Wand riss. Die Mutter hatte ihm nichts entgegenzusetzen, denn einerseits stammte sie selbst aus einem gewalttätigen Elternhaus und hatte männliche Gewalttäter als Teil ihrer sozialen Realität akzeptiert, andererseits befürchtete sie, bei Gegenwehr von ihm verfolgt und – wie er es mehrfach angedroht hatte – zu Tode geprügelt zu werden.

Das gesamte Einkommen der Familie wurde vertrunken, sodass die Mutter die kleine Hanne zum Kaufmann schickte, um anschreiben zu lassen, in der Hoffnung, dass er einem Kind die Bitte um Lebensmittel nicht abschlagen werde. Die Mutter bemühte sich dennoch, den Kindern zu den Fest- oder Geburtstagen etwas zu bieten, backte dann Plätzchen und Kuchen und kaufte der Tochter vom heimlich zusammengesparten Geld eine Puppe oder dem Sohn eine Indianerfigur. Die Spielsachen mussten versteckt werden, sobald der Vater nach Hause kam, er hätte sich sonst über die Verwöhnung der »Blagen« empört.

Obwohl Hanne Terstetten die Verhältnisse als ausgesprochen angstvoll und bedrückend schilderte, gab sie völlig losgelöst davon an, ihr Vater und ihre Mutter seien wunderbare Menschen gewesen. »Ich war ein Papakind. Mein Vater war stark, und er war auch lieb. Wir haben am Wochenende Kissenschlachten gemacht, und er hat mir das Fahrradfahren beigebracht.«

Hanne Terstetten und ihr Bruder besuchten keinen Kindergarten, wurden aber regelhaft eingeschult. »Ich bin gern zur Schule gegangen, konnte auch gut lernen und kam dann später zur Realschule. Darauf war ich stolz.« In der Grundschulzeit kümmerte sich die Mutter um alle schulischen Angelegenheiten, aber als Hanne in der siebten Klasse war, begann die Mutter zu arbeiten und überließ die Kinder nun öfter sich selbst. Hanne kam mit dem Wegfall der äußeren engmaschigen Kontrolle schlecht zurecht, nutzte die Freiheit am Nachmittag dazu, mit anderen Jugendlichen herumzuhängen, freundete sich mit einer Jungsclique an, deren Mitglieder nur noch sehr unregelmäßig die Schule besuchten, nahm Drogen.

Wie so viele fing sie mit Cannabis an. Nach vielen Fehlzeiten und einem massiven Notenabsturz ging Hanne Terstetten kurz vor Ende der zehnten Klasse von der Schule ab. Auf meine Frage, ob sie nicht die Prügel des Vaters befürchtet habe, erklärte sie, dass es die ohnehin immer gab, und sie fand, dass sie dafür zumindest Spaß haben könnte. Blaue Briefe habe die Mutter zudem verschwinden lassen, und der Vater habe keinen Überblick über den Schulbesuch der Kinder gehabt. Mit Freundinnen und Freunden beging sie Ladendiebstähle, klaute Schminke, Parfüm, Haarfärbemittel und Kleidung. Zwischenzeitlich ritzte sie sich.

Zu dieser Zeit lernte sie ihren ersten Freund in einer Disco kennen. Jako – wie er genannt wurde – war schon 30 Jahre alt und imponierte ihr mit seinem Auto, seiner coolen Kleidung, seiner Unerschrockenheit und seiner Lebenserfahrung. Jako nahm sie in angesagte Bars und Klubs mit, gab viel Geld für teure Drinks aus, ohne dass es ihn zu kümmern schien, kaufte ihr Dessous und zeigte ihr, wie man kokst.

Nachdem sie Jako einmal mit nach Hause gebracht hatte, stellte der Vater die Schläge zumindest ihr gegenüber ein, denn er fürchtete wohl, dem athletischen Freund im Fall des Falles zu unterliegen. Mit 17 Jahren zog Hanne bei Jako ein, dessen Wohnung mit dem weißen Flokatiteppich, dem Acryltischchen und dem schicken dunkelroten Sofa aus echtem Leder ihr imponierte. Sie jobbte als Verkäuferin, eckte aber auf der Arbeit immer wieder an, da sie der Ansicht war, dass sie es mit ihrem coolen, finanziell erfolgreichen Freund nicht nötig habe, sich etwas sagen zu lassen, wobei sie nie begriff, woher er das Geld eigentlich hatte.

So verlor sie diverse Anstellungen, bis sie zuletzt in einem kleinen Laden tätig war, dessen Inhaberin sie als eine Art Ersatzomi lieb gewann. Als sie 19 Jahre alt war, schlug Jako ihr vor, gemeinsam eine eigene Disco aufzumachen, mit Hanne als gleichberechtigter Geschäftspartnerin. Sie hätten das Zeug zum Unternehmer, Hanne müsse allerdings einen Kredit aufnehmen, um sich als Teilhaberin einzukaufen.

Verblendet von Liebe und im vollen Vertrauen darauf, dass der erfahrene Jako sie in den Bankgeschäften beraten werde, ging sie mit ihm zur Sparkasse und nahm einen Kredit in Höhe von 25 000 D-Mark auf. Nun schnappte die Falle zu. Jako fing an, ihr den niedrigen Verdienst, den sie im Lädchen hatte, madig zu machen, und rechnete ihr vor, mit welch lächerlichem Stundenlohn eine so tolle Frau wie sie ihre Zeit vertrödele. Außerdem hielt er ihr vor, wie lange es auf diese Weise dauern werde, bis sie den Kredit abbezahlt habe, dass die Kreditraten ihre Gewinnmarge aus dem gemeinsamen Unternehmen schmälern würden und man mit den Zinsen nur die Bank reich mache.

Das leuchtete Hanne Terstetten ein. Weder wollte sie sich für den Kredit krummarbeiten, noch wollte sie der Bank unnötig Geld schenken. Natürlich hatte Jako einen Ausweg parat. Er kenne einen richtig guten, sehr gepflegten Klub, in dem reiche Geschäftsleute ein und aus gingen und in dem er sie als Bardame unterbringen könne. Sie werde dort mit ihrem Aussehen und ihrem Charme sehr gut verdienen und in Nullkommanichts die Schulden beglichen haben. Nach fünf Monaten sei der Kredit abbezahlt, versprochen.

Hanne Terstetten willigte ein, das Angebot schien ihr verlockend. Sie malte sich aus, wie sie in attraktiver Kleidung hinter einem bunt illuminierten Tresen stehen würde, wie sie Cocktails ausschenken und mit freundlichen Herren, die ein bisschen Entspannung vom Alltag wünschten, an der Bar schäkern und plaudern würde, wie man ihr einen Drink spendierte und für ihre allabendlichen Bemühungen 10 000 Mark bar auf die Hand bezahlte. Die Hälfte davon würde sie monatlich der Sparkasse zurückzahlen, der Rest sollte für den Monat reichen. Und wenn erst einmal der eigene Laden aufgebaut sei, daran bestand für Frau Terstetten damals gar kein Zweifel, dann wäre noch weit mehr drin und sie könnte endlich den Führerschein machen, sich einen nagellackroten Porsche kaufen und ihrer Mutter einen Urlaub in einem Wellnesshotel finanzieren.

Daraus wurde nichts. Jako war Zuhälter und zog die Masche mit mehreren Frauen durch, die allesamt für ihn anschaffen gingen und zu denen sich nun auch Hanne Terstetten gesellen sollte. Von einem Tag auf den anderen entpuppte sich Jako als hochgradig gewalttätiger Mann, der Hanne sehr schnell klarmachte, welchen Tagesverdienst er sich von ihr versprach. Vom Abzahlen des Kredits war keine Rede mehr, und auch nicht davon, für ein absurd hohes Monatseinkommen eleganten Herren bunte Drinks auf den Tresen zu stellen.

Hanne Terstetten wurde zur Prostitution gezwungen, mit reichlich Kokain versorgt, um den Job durchzuhalten und keine – in den Augen ihres Zuhälters – unnötigen Ermüdungserscheinungen zu zeigen. Wenn der Arbeitstag nicht zu seiner Zufriedenheit zu Ende ging, und das war immer dann der Fall, wenn weniger als zwölf Freier sie besucht hatten, gab es Prügel.

So lief es acht Jahre lang. Hanne trank und wurde kokainabhängig. Sie entwickelte eine Bulimie und unternahm mehrere Suizidversuche, zuletzt einen sehr massiven, bei dem sie sich selbst einen tiefen Stich in den Bauch zufügte. Doch sie überlebte und besann sich im Krankenhaus eines Besseren. Dies war die einmalige Chance, zu verschwinden und in einer anderen Stadt im Frauenhaus unterzutauchen. Das tat sie auch, aber erst nachdem sie anderen Patienten das Geld aus den Nachttischen gestohlen hatte. Dann nahm sie sich ein Taxi zum Bahnhof und stieg in den Zug nach Süddeutschland.

Dort lebte sie zwei Jahre unerkannt und ging dann in die Niederlande, wo sie als selbstständige Prostituierte arbeitete, zwar auch wieder trank und Drogen nahm, aber keinen gewalttätigen Zuhälter hatte. Vielmehr lernte sie dort einen Mann kennen, Piet, der sie gut behandelte und mit ihr zusammenzog. Sie erzählte mir, dass sie im

Nachhinein glaube, dort die besten Jahre ihres Lebens verbracht zu haben. Das Paar legte sich Haustiere zu, sie ging seltener anschaffen und nahm dafür einen Job in einer Hotelrezeption an.

Als ich Frau Terstetten fragte, warum sie überhaupt wieder mit der Prostitution begonnen habe, antwortete sie mir, das habe rein finanzielle Gründe gehabt. Sie verdiente nicht schlecht damit und konnte endlich über ihr Geld selbst verfügen. Sie wollte ein gutes Leben führen. Die Stelle im Hotel nahm sie an, weil Piet es so wollte. Den Kokainkonsum reduzierte sie deutlich, trank aber weiterhin viel Wein und wurde zunehmend unzufrieden. Das Leben erschien ihr fad und bieder, und außerdem konnte sie die Zuwendung ihres Partners, den sie zwar nett fand, aber nicht liebte, nicht ertragen. Eines Tages ließ sie ihn sitzen, packte in seiner Abwesenheit die Koffer, stellte den Tieren Futter hin und verschwand auf Nimmerwiedersehen.

Zurück in ihrer Heimatstadt wandte sie sich ans Arbeitsamt und bekam eine ABM-Stelle als Altenpflegerin. Die Arbeit machte ihr Spaß, aber weil sie inzwischen immer mehr trank, zuletzt auch Hochprozentiges, wurde ihr wieder gekündigt. So entschloss sie sich aus freien Stücken zu einer Entziehungskur, wo sie auf Heinz Terstetten traf. Damit nahm das Unglück in ihrem Leben seinen Lauf: Zunächst wurde Heinz Terstetten rückfällig, bald auch sie, beide machten sich gegenseitig Vorwürfe und rechtfertigten ihren Alkoholkonsum gleichzeitig damit, indem sie dem anderen die Schuld gaben.

Auf die Frage, warum sie ihrer Ansicht nach die Tat

begangen habe, erklärte sie, dass sie von Jako mehrfach bis zur Bewusstlosigkeit gewürgt worden sei. »So ist es also, wenn man stirbt, dachte ich da.« Sie erzählte, dass sie sich in der Folge eingenässt und eingekotet habe und dass es oftmals »richtig knapp« geworden sei. Als sie dann nach vielen Jahren Heinz Terstetten kennenlernte, sei das alte Gewaltthema plötzlich wieder da gewesen, denn auch Heinz habe sie gewürgt. Sie habe auch ihn geschlagen, das gebe sie zu. Einmal habe sie ihm mit einer Pfanne eins drübergegeben, sodass er eine Gehirnerschütterung hatte, denn er habe das gesamte Häuschen vollgekotzt und sei benommen gewesen.

Man habe sich gegenseitig geprügelt, aber sie habe ihm immer gesagt, er dürfe ihr nicht an den Hals gehen, sonst gebe es ein Unglück. »Aber Heinz hat mich mehrfach gewürgt. Einmal sogar wieder mit Einnässen ... Und an dem Tag war es wieder so, und ich habe mir geschworen, das ertrag ich nicht noch mal. Das mache ich nicht mehr mit. Entweder er oder ich. Und dann habe ich mir gedacht, für den Fall der Fälle lege ich mir ein Messer zurecht. Dann habe ich zwei Messer aus der Schublade genommen, das große Fleischermesser und das kleinere. Das große schien mir aber zu unhandlich. Das muss ja schnell gehen, dachte ich, da brauch ich etwas Wendiges. Und dann hatte ich Angst, dass das Messer stumpf sein könnte. Es musste auf jeden Fall klappen. Es war ja klar: Ich habe nur eine einzige Chance.«

Ich versuchte nochmals zu klären, wann genau sie auf die Idee gekommen war, sich Messer als Waffen zurechtzulegen und diese anzuschärfen, aber sie blieb bei unterschiedlichen Angaben und schwieg dann auf konkrete Nachfrage oder reagierte unwirsch, genervt, ja gereizt und drohte mit dem Abbruch des Gesprächs. Offenbar war sie bemüht, den Eindruck einer längerfristigen Planung zu vermeiden, auch wenn sie mit dem Anschleifen der Messer natürlich ohnehin Vorbereitungshandlungen zugab. Als Sachverständige muss man mit solchen widersprüchlichen Angaben leben können. Das Gericht muss nachher vorgeben, von welcher Version es ausgeht.

Auf meine Frage, worum es eigentlich bei den häufigen Streitigkeiten gegangen sei, antwortete sie: »Wenn er getrunken hat, wurde er aggressiv, und wenn ich getrunken habe, bin ich auch aggressiver. Dann gibt ein Wort das andere. Ich mache Essen warm, und dann schmeckt es ihm nicht oder er schimpft, dass ich eine alte Schlampe sei, und dann schütte ich ihm das Essen ins Gesicht und sage ihm, dass er ein impotenter Fettsack ist, der froh sein soll, dass man ihm überhaupt noch was zu fressen gibt, und so halt ... Eigentlich, wenn ich das heute so sehe, ging es um nichts. Wir hatten keinen Strom, das Wasser wurde uns abgestellt. Wir haben die Rechnungen nicht bezahlt, es wurde uns alles zu viel, und dann gab es halt Streit. Wir halten es eben nicht miteinander aus, aber ohne einander geht es auch nicht.« Hier traten ihr zum ersten Mal Tränen in die Augen.

Ich erkundigte mich, wie betrunken sie zur Tatzeit gewesen sei. Frau Terstetten entgegnete, sie habe ihre übliche Menge getrunken, Wein und Bier, natürlich sei sie nicht nüchtern gewesen, aber betrunken sei sie keinesfalls gewesen. »Ich konnte ja auch noch schnell zum

Nachbarn laufen, ich bin nicht gestolpert, nicht gefallen.«

»Wann sind Sie zum ersten Mal auf die Idee gekommen, Heinz zu töten, und wann haben Sie sich für das Messer entschieden?«

»Das kann ich ziemlich genau sagen. Vor drei Monaten gab es schon mal so einen Streit, wo er mich auch massiv gewürgt hat, und da habe ich gedacht, nee ... Dann habe ich hin und her überlegt. Ich meine, das überlegt man sich ja schon, ob man so etwas wirklich tut. Ich habe ihn ja auch irgendwie geliebt ... Aber dass ich das wirklich vorbereitet habe, das war erst zwei Tage vor der Tat.«

»Gab es an diesem Tag auch Gewalt?«, fragte ich nach.

»Streit gab es immer und auch mal eine Ohrfeige oder einen Tritt, aber das ist ja normal. Das zählt bei mir nicht. Ich habe das vorbereitet. Ich habe mich auf den Moment vorbereitet, wenn er mich angreift. Und jetzt war es so, dass er mich angriff und mir an den Hals fasste und ich dann das Messer genommen und zugestochen habe.«

An diesem Punkt konfrontierte ich Frau Terstetten mit der Spurenlage und dem Befund der Rechtsmedizin. Ich sagte, dass man aus den Akten den Eindruck gewinnen konnte, ihr Mann habe in ziemlich alkoholisiertem Zustand auf dem Sofa gesessen und sei von ihr überrascht worden. Frau Terstetten schwieg und antwortete mit einem inhaltlichen Sprung. »Als ich zugestochen hatte und ich sah, dass er gar nicht mehr reagierte, habe ich ihn angeschrien, aber er sagte nichts mehr, und dann habe ich gedacht, mein Gott, was hast du getan? Dann bin ich schnell zu unserem Nachbarn. Wir haben ja keinen Strom, kein Telefon. Ich wollte ihn ja nicht töten, ich wollte nur, dass er mir nie mehr so viel Gewalt antut, dass ich Todesangst erlebe.«

»Aber eben sagten Sie doch noch, dass Sie geplant hatten, ihn beim nächsten schweren Angriff töten zu wollen.«

»Ja, schon, aber – ach – ich weiß nicht.« Dann begann sie zu weinen.

*

Der Fall von Hanne und Heinz Terstetten illustriert eine fatale Dynamik aus Alkoholsucht, gewalttätigen Vorerfahrungen, selbstzerstörerischen Mechanismen sowie der Unfähigkeit, Anforderungen des täglichen Lebens in einer realitätsangepassten Art und Weise zu bewältigen. Vor allem zeigte sich in der Partnerschaft die mangelnde Wertschätzung des anderen. Trotz aller individuellen tragischen Verstrickung und trotz des beschwerlichen Lebenswegs muss man wohl zu folgendem Ergebnis kommen: Die Tat war vorbereitet, die ersten Planungen stellte Hanne Terstetten bereits Monate vor dem eigentlichen Ereignis an, sie dachte darüber nach, was zu tun sei, um im Fall eines Falles den Taterfolg sicherzustellen, nahm eine persönliche Risikoabschätzung vor, indem sie sich sagte, dass sie – wenn die Tat nicht glücke – selbst das Nachsehen hätte. Die Waffe wurde zurechtgelegt, geschärft und getestet, ein anderes Messer für untauglich erklärt.

Und Frau Terstetten war schon einmal einem gewalttätigen Partner entkommen, hätte also von ihren grundsätzlichen Ressourcen her die Möglichkeit gehabt, auch Herrn Terstetten zu verlassen. Die langfristige Vorbereitung der Tat und auch die Arglosigkeit des schlafenden Opfers veranlassten die Richter, den Angriff als Mord aufzufassen. Das Mordmerkmal der Heimtücke sahen sie als erfüllt an.

Heutzutage, da die Schwelle sehr viel niedriger ist, würde vermutlich der Paragraf 64 StGB, also die Unterbringung in einer Entziehungsanstalt, angeordnet werden. Frau Terstetten war eindeutig Alkoholikerin und zum Tatzeitpunkt beträchtlich alkoholisiert, wenngleich sich aufgrund ihrer Trinkgewohnheiten und der hohen Toleranzentwicklung keine Anzeichen starker Trunkenheit nachweisen ließen. Tatplanung und Tatbegehung waren also losgelöst von dem Umstand zu sehen, dass Frau Terstetten zuvor Alkohol konsumiert hatte. Deswegen wurde damals, als der Fall vor Gericht verhandelt wurde, von der Anwendung dieser Regelung abgesehen. Frau Terstetten wurde wegen Mordes zu lebenslanger Freiheitsstrafe mit einer Mindestverbüßungsdauer von 15 Jahren verurteilt.

Obwohl Frau Terstetten zum Tatzeitpunkt als voll schuldfähig angesehen wurde, hatte sie eine behandlungsbedürftige psychische Störung. Sie war nicht nur seit vielen Jahren alkohol- und kokainabhängig, sondern hatte vor allem eine Borderline-Persönlichkeitsstörung.

Gekennzeichnet ist diese Störung durch eine ausgeprägte Neigung zu unüberlegtem oder impulsivem Handeln ohne Berücksichtigung der Konsequenzen, die Tendenz zu Streitereien und Konflikten mit anderen, insbesondere wenn die Betroffenen selbst kritisiert werden, die Neigung zu Wut- und Gewaltausbrüchen, eine unbeständige Stimmung sowie eine ausgeprägte Störung des Selbstbilds.

Die Patienten leiden unter einem anhaltenden Gefühl der inneren Leere sowie unter intensiven negativen oder positiven Gefühlen, die rasch wechseln und in ihrer Stärke nicht beherrscht werden. Sie neigen dazu, instabile Beziehungen einzugehen, ihre Partner entweder zu idealisieren oder zu entwerten, und haben zugleich oft große Angst, verlassen zu werden. Sie erleben sich selbst als böse, schlecht, verachtenswürdig und reagieren darauf mit Selbstschädigung. Dieses selbstschädigende Verhalten kann sich konkret in körperlicher Selbstverletzung ausdrücken, aber auch in hochriskanter Sexualität, exzessivem Drogenkonsum und Essstörungen. Das wiederholte Eingehen gewalttätiger Beziehungen gehört ebenso zu einer solchen Selbstschädigung, nur dass sie in diesem Fall gewissermaßen an das Gegenüber abgetreten wird.

Letztlich geht es in den Beziehungen von Borderline-Menschen nicht um reife Liebe, da sie sich selbst nicht als liebenswert betrachten. So ist es nicht verwunderlich, dass sie die Zuneigung anderer oft ablehnen oder gar zerstören. Auch Frau Terstetten berichtete, dass sie wirkliche Nähe nicht ertrug und sich häufig feindselig verhalten hatte, um andere von sich fernzuhalten. Hier zeigen sich Überschneidungen zum Persönlichkeitsmuster von Frau Zapatero (Kapitel 1).

Die emotionale Instabilität offenbarte sich bei Frau Terstetten ebenso wie ihre augenblickliche Bereitschaft, das Gegenüber zu entwerten, und das auch – anders als bei Frau Zapatero – sehr deutlich im Gespräch mit mir. Gerade während des ersten Termins drohte die Unterhaltung immer wieder zu kippen und der Kontakt abzubrechen, da schon kleinste Fragen sie irritierten und bezweifeln ließen, ob sich ein Gespräch überhaupt lohnen würde. In der laufenden Hauptverhandlung beschimpfte sie gar ihren Anwalt nach Strich und Faden und verbot ihm kurzerhand das Wort. Sie werde sich von diesem Idioten nicht verteidigen lassen, sondern nehme das jetzt selbst in die Hand. Das Gericht war einigermaßen verblüfft, aber umso anschaulicher konnte ich später das Reaktionsmuster von Frau Terstetten illustrieren.

In unseren Gesprächen bereitete es mir einige Mühe, dass Frau Terstetten immer wieder völlig widersprüchliche Inhalte nebeneinander stehen ließ und diese Widersprüche auch nicht aufzulösen vermochte. So zeichnete sie das Bild von guten und liebenden Eltern, welches der Schilderung ihrer eingeschüchterten Mutter und ihres randalierenden Vaters vollkommen zuwiderlief. Bei sogenannten frühen Persönlichkeitsstörungen fällt es Menschen schwer, eine stabile Wahrnehmung der Realität zu entwickeln – die Realität verschwimmt vielmehr diffus hinter dem Vorhang eigener Bedürftigkeit.

Hanne Terstettens Kindheit war geprägt von häuslicher Gewalterfahrung, Männlichkeit war für sie gleichbedeutend mit Gewalt. Als sie später einen Partner fand, der sie nicht schlug, verachtete sie ihn als »Schwächling«. Auch diesbezüglich waren Frau Zapatero und Frau Terstetten sich recht ähnlich. Beide Fälle unterscheiden sich jedoch insofern deutlich, als dass Frau Zapatero einen Mann erdolchte, der sich ihr gegenüber immer friedfertig verhalten hatte, während Frau Terstetten in einer hochgradig destruktiven, von wechselseitiger Gewalt geprägten Beziehung gefangen war.

Im Fall von Frau Terstetten ist das Täterinsein eng mit dem Opfersein verknüpft, aber es würde dennoch zu kurz greifen, sie ausschließlich als Opfer zu sehen. Ihre Biografie mit all der Gewalt und dem exzessiven Drogenkonsum ist in gewisser Weise zu vergleichen mit dem Werdegang männlicher, später dissozial geprägter Gewalttäter. Die Erfahrung der Zwangsprostitution und die »Beziehung« zu einem sogenannten Lover Boy sind gewiss außergewöhnlich, aber die belastenden Faktoren des Herkunftsmilieus sind auch bei vielen männlichen Gewaltstraftätern zu finden.

Anders als bei männlichen Gewalttätern, deren Opfer eben häufig auch fremde oder fast fremde Personen sein können, verlegen Frauen ihre Gewalttätigkeit eher ins häusliche Milieu, wie hier auf die Paarbeziehung zu einem ebenfalls gewalttätigen Mann. Es entstehen Paardynamiken, bei denen jeder des anderen Gefahr sein kann und irgendwann der situative Zufall entscheidet, wer zum Täter wird und wer das Opfer ist.

Rein statistisch ist das Risiko für Jungen, in der Kindheit schwere Gewalt zu erfahren, höher als für Mädchen.

Das Verhältnis ändert sich nur in Bezug auf explizit sexuelle Gewalt. Dieses Ungleichgewicht setzt sich bis ins Erwachsenenalter fort. Auch die Borderline-Persönlichkeitsstruktur zeigt sich bei vielen dissozialen männlichen Gewalttätern, deren Aggression am Ende nichts anderes ist als das Ausagieren von Selbsthass.

Häusliche Gewalt ist ein vielschichtiges Phänomen und Partnerschaftsgewalt nur ein Teil davon. Für die extremste Form, die Tötung des Partners, kennt die Fachwelt den Begriff des Intimizids – wobei die Art und Dauer der sexuellen Beziehung keine Rolle spielt. Bekannt sind die verschiedensten Spielarten: So gibt es Intimizide in etablierten Partnerschaften, Intimizide durch den asthenischeren (schwächeren) oder den narzisstisch gekränkten Partner, den Intimizid des Lebensbankrotteurs, den Intimizid als Befreiungsversuch oder natürlich Intimizide bei schweren psychischen Erkrankungen wie Schizophrenie.

Wenn Frauen Männer töten, um sich materiell zu bereichern, gehen sie, die sogenannten schwarzen Witwen, dabei meist kühl und rational vor. Allerdings ist das Risiko für Frauen, vom Partner getötet zu werden, laut kanadischen Studien mehr als dreimal so hoch wie für Männer. Jedoch ist hier ein Rückgang zu verzeichnen, der unter anderem darauf zurückgeführt wird, dass Frauen, je mehr Gleichberechtigung sie sich erkämpfen, deutlich weniger als verfügbarer Besitz des Mannes angesehen werden. Tatmotive sind meist Trennung, Wut und Eifersucht. Frauen töten in der Regel allein jene Person, die sie beseitigen wollen, Männer hingegen erweitern die

Tat in sieben bis zwölf Prozent der Fälle auf weitere Personen, etwa den Liebhaber oder die Kinder der Frau.

Mehr als zehn Prozent der Frauen und immerhin fast acht Prozent der Männer geben an, mindestens einmal im Leben häusliche Gewalt erlebt zu haben – wobei keine einheitliche Begriffsbestimmung vorliegt. Was als Gewalt angesehen wird, ist von gesellschaftlichen Werten definiert, die permanenten Wandlungsprozessen unterliegen. Wie unterschiedlich die Definitionen sein können, die das Ergebnis von Studien wie der eben zitierten bestimmen, sei an einem Beispiel verdeutlicht: Es gibt Studien, die sexuellen Missbrauch als »Gebrauch eines Kindes durch einen Erwachsenen« zum Zweck der sexuellen Befriedigung der älteren Person definieren, andere aber sprechen nur dann von sexuellem Missbrauch, wenn Mädchen betroffen sind.

2,4 Prozent der Frauen ohne Migrationshintergrund erleben regelmäßig häusliche Gewalt in der Partnerschaft. In Familien mit Migrationshintergrund liegt der Anteil mit 3,8 Prozent noch etwas höher, weil hier noch häufiger traditionelle patriarchale Vorstellungen von der familiären Vormachtstellung des Mannes existieren. Teil dieser Vormachtstellung sind das Züchtigungsrecht und das Züchtigungsgebot in der Familie, um Anstand, Ehre und Respekt sicherzustellen.

Auch das Männlichkeitsverständnis an sich hängt mit der Fähigkeit und Befugnis zur Bestrafung zusammen. Dabei ist in traditionellen Gesellschaften der individuelle Entscheidungsspielraum für das eigene Verhalten viel geringer ausgeprägt. Verhaltensweisen werden erwartet, auch wenn das Individuum selbst es womöglich gern anders halten würde. Außerdem ist Gewalt sicherlich ein Instrument, auf sehr einfache Weise sehr unmittelbar und sehr kurzfristig eigene Ziele durchzusetzen.

Das Phänomen des Partnerschaftsmords kann, das wird deutlich, nicht allein durch die Beschreibung individueller Täterpersonen erfasst werden. Wenngleich ich in diesem Buch individuelle Persönlichkeitsmuster analysiere, so bewegen sich diese Personen immer in einem gesellschaftlichen Kontext, der sie prägt. Soziologen kritisieren den individuellen psychologischen Ansatz mitunter, weil er die sozioökonomischen und soziokulturellen Einflussfaktoren zu wenig berücksichtige. Die Zuordnung individueller Persönlichkeitseigenschaften wie Kränkbarkeit, Stimmungslabilität oder Impulsivität führe zu nichts. Unser Strafrecht aber hat es mit Individuen zu tun – als Täter wie als Opfer. Es gilt, das Strafmaß für einen individuellen Täter zu finden und zu klären, inwieweit er die innere Freiheit hatte, so oder auch anders zu handeln.

Die Kernfrage einer jeden Schuldfähigkeitsbegutachtung lautet: Hätte der Täter die Tat auch unterlassen können? Und in der stets individuell auszurichtenden Straftätertherapie muss es darum gehen, herauszufinden, welche Eigenschaften zur Entwicklung der Gewalttäterkarriere maßgeblich beigetragen haben. In der Behandlung von Gewaltstraftätern geht es also nicht um allgemeine schablonenartige Zuschreibung von Ursachen, sondern man muss immer bei der konkreten Person schauen, welche Eigenschaften zur Gewalttätigkeit beigetragen haben. Das können innere Überzeugungen mit positiven Ansichten zu Gewalt sein, aber auch schlichtweg Impulsivität und die Unfähigkeit, Ärger zu kontrollieren. Außerdem spielen Persönlichkeitsfaktoren wie abnorme Kränkbarkeit eine Rolle.

*

Natürlich prägen die sozialen Faktoren, mit denen wir groß werden, unsere Sicht auf uns, auf die Gesellschaft, auf das Rollenverständnis und auf die Rahmenbedingungen, die wir für unser Leben fordern oder zu akzeptieren bereit sind. So besteht ein empirisch nachgewiesener Zusammenhang zwischen der Gewaltbereitschaft der Eltern und der späterer Lebenspartner. Man nennt das »Cycle of Violence«. Gewalterfahrungen in der Kindheit erhöhen nicht nur das Risiko, selbst zum Täter oder zur Täterin zu werden, sie erhöhen auch das Risiko, im Erwachsenenalter erneut Opfer von Gewalt zu werden.

Weitere Risikofaktoren sind junge Eltern, so wie Frau Terstetten und auch ihr Ehemann Heinz sie hatten, außerdem Armut und ein niedriger Bildungsgrad. Auch das Aufwachsen in sozialer Isolation befördert familiäre Gewalt – ein Teufelskreis, denn diese führt wiederum zur verschärfter Isolation, etwa wenn Paare sich abschotten, um die Vorgänge in den vier Wänden nicht öffentlich werden zu lassen. Gewalttätige Partner tendieren außerdem dazu, den anderen Partner von der Außenwelt fernzuhalten, um ihn vollständig kontrollieren und verfügbar halten zu können.

In patriarchal geprägten Familien, in denen der Mann stets der Stärkere ist und die Frau die Verantwortung für den sozialen Frieden übernimmt, steigt das Gewaltrisiko weiter. Je gleichberechtigter Partner sich gegenüberstehen und in ihren wechselseitigen Fähigkeiten anerkennen, desto niedriger ist das Risiko für gewalttätige Übergriffe. Mit der Auflösung von Geschlechterasymmetrien werden Männern zudem mehr Attribute zugestanden, die sie letztlich befähigen, emotional reifer mit Problemen umzugehen, ihre eigenen Bedürfnisse besser wahrzunehmen und zu akzeptieren. Die Ungleichheit der Geschlechter befördert Gewalt im sozialen Nahraum und sexuelle Gewalt in der Gesellschaft. Eine Gesellschaft, die sich der Auflösung dieser Ungleichheit verschreibt, ist eine Gesellschaft, die gewaltfreier wird.

8 Der kranke Jan

Jan Brügge war vor vier Jahren gesund zur Welt gekommen und nun mit Blaulicht auf dem Weg in die Kinderklinik. Davon bekam der Junge allerdings nichts mit, da sich ein großflächiges subdurales Hämatom, also eine Blutung unter der harten Hirnhaut, in seinem Kopf ausgebreitet hatte und er bewusstlos war. Wenige Minuten zuvor hatte der neue Partner seiner Mutter, Marko Bärlock, mit weinender Stimme den Notarzt angerufen und gemeldet, dass sein Stiefsohn Jan ganz plötzlich die Augen verdreht und so komisch gezuckt habe. Er reagiere jetzt nicht mehr.

Nachdem sich die eingetroffenen Rettungskräfte um Jan Brügge bemüht hatten, rief Marko Bärlock seine Freundin Sandy Brügge an und berichtete ihr von dem Notfall mit ihrem Sohn, der nun ins Krankenhaus gebracht werde. Sandy Brügge ließ ihren halb gefüllten Einkaufswagen stehen, verließ fluchtartig den Supermarkt, nahm die nächste Straßenbahn in Richtung Krankenhaus und traf dort auf einen sichtlich nervösen Marko, der auch ihr von dem eigenartigen Zucken und den verdrehten Augen ihres Sohnes berichtete.

Die Ärzte befragten die Kindsmutter und ihren Lebensgefährten, mit dem sie erst seit drei Monaten zusammen war, nach der Gesundheit des Kindes, seinem sonstigen Verhalten und nach Auffälligkeiten direkt vor der Bewusstlosigkeit. Marko und Sandy berichteten von einem ruhigen, friedlichen Jungen, der bis dahin im Grunde unkompliziert gewesen sei. Er habe sich selbst mal am Körper gekratzt oder sei gegen Möbel gelaufen und dann hingeplumpst, aber eigentlich habe er immer friedlich in seinem Zimmer gespielt.

Diese Angaben wiederum passten nicht zu den Befunden, die die Ärzte festzustellen hatten: Das plötzliche Zucken war nicht grundlos aufgetreten, sondern stand im Zusammenhang mit einer großflächigen Blutung im Kopf, die mutmaßlich Folge einer schweren Misshandlung war. Auch die bereits etwas älteren Knochenbrüche im Bereich des Beckens, die zwei frischen Wirbelkörperfrakturen und die Blutergüsse am Körper des Kindes in unterschiedlicher Verfärbung wiesen auf wiederholte Kindesmisshandlung hin. So wurden Polizei und Rechtsmedizin eingeschaltet und Marko Bärlock und Sandy Brügge kurze Zeit später festgenommen. Der Haftbefehl gegen Sandy Brügge wurde jedoch schon bald außer Vollzug gesetzt.

*

Wer waren Marko Bärlock und Sandy Brügge, und was hatten sie in welcher Weise mit den Kindesmisshandlungen zu tun?

Die zuständige Staatsanwaltschaft rief mich an und bat mich, Sandy Brügge zu begutachten, denn ihr wurde vorgeworfen, von den Übergriffen ihres Freundes gewusst zu haben. In voller Kenntnis der Misshandlungen habe sie ihren Sohn mit Marko Bärlock allein gelassen und ihn damit in große Gefahr gebracht. Da Sandy Brügge der Polizei sowohl von ihrem Cannabiskonsum als auch von Phasen berichtet hatte, in denen sie sich mit einer Rasierklinge geritzt hatte, stand für die Ermittlungsbehörden fest, dass die Beschuldigte psychiatrisch zu untersuchen sei. Für Marko Bärlock wurde – wie das bei einem angeklagten Paar üblich ist – ein anderer Sachverständiger beauftragt.

Marko Bärlock und Sandy Brügge hatten sich im Alter von 22 Jahren in einem Imbiss am Bahnhof kennengelernt. Marko Bärlock hatte sich mit seinem Stiefvater verkracht und lebte seit einiger Zeit auf der Straße. Seine Mutter hatte er seit seinem 16. Lebensjahr nicht mehr gesehen, nachdem sie die Familie von einem Tag auf den anderen verlassen hatte. Marko Bärlock schmiss daraufhin die Schule und verbrachte den Tag fortan mit seinen Freunden; sie tranken Bier, kifften, schlugen die Zeit tot. Auch sein Stiefvater trank zu oft und zu viel, sodass es oft – mal wegen Nichtigkeiten, mal wegen nachvollziehbarer Vorwürfe – Streit gab, was schließlich darin endete, dass Marko Bärlock vor die Tür gesetzt wurde.

Eines Tages traf er die junge, etwas schüchterne, aber mit ihren knallroten Haaren und glitzernden Fingernägeln cool wirkende Sandy Brügge. Mit dem kleinen

Jan an der Hand stand sie in der Imbissbude, bestellte für sich und ihren Sohn Pommes und ließ sich von Marko eine Zigarette ausgeben. Sie war freundlich, lächelte ihn an, sprach zwischendurch liebevoll mit ihrem Sohn und schien ihm eine nette Abwechslung zu sein. Er erzählte ihr, Stress mit seinem Stiefvater und keinerlei Kontakt zu seiner Mutter zu haben, und das konnte Sandy Brügge gut nachvollziehen, denn auch sie hatte mit ihrer Mutter und deren wechselnden Freunden in den zurückliegenden Jahren nur Ärger gehabt. Für den nächsten Tag verabredeten sie sich wieder an der Imbissbude, und nach drei solcher Treffen bei Cola, Bier und Pommes zog Marko bei Sandy und Jan ein.

Sandy sehnte sich danach, einen Lebensgefährten an ihrer Seite zu haben und über die enttäuschte Liebe zu Jans Vater, Dorian Berghein, hinwegzukommen. Sie glaubte, dass sie mit dem gemeinsamen Wunsch nach Geborgenheit und mit den ähnlichen Erfahrungen in schwierigen Elternhäusern eine gute Basis für eine Beziehung hätten. Zunächst alberte Marko auch viel mit Jan herum, zog Grimassen, kitzelte ihn, setze ihn auf seine Schultern und spendierte ihm Limonade. Das neue Glück, das die junge Frau sich erhofft hatte, hielt jedoch nur zehn Tage an. Dann kippte die Situation, und Marko Bärlock stellte sich als launisch, reizbar, sehr bestimmend und ungeduldig heraus. Er schickte sie zum Bier- und Zigarettenholen, ließ sich Cannabis bringen, das auch Sandy Brügge gelegentlich konsumierte, und richtete sich bei ihr in der Wohnung ein, die er selbst kaum noch verließ, außer wenn er sich mit seinen Kumpeln zum Trinken traf. Dann blieb er viele Stunden fort und kehrte erst zurück, um seinen Rausch auszuschlafen.

*

Sandy Brügge stimmte dem Gespräch mit mir zu, und so suchte ich sie in der psychiatrischen Klinik auf, in die sie nach ihrer zügigen Entlassung aus der Untersuchungshaft wegen depressiver Symptome aufgenommen worden war. Sie war eine blasse, 22 Jahre alte Frau mit tiefen Ringen unter den Augen, einem traurigen Gesichtsausdruck, der Auskunft davon gab, dass das Leben für sie schon seit vielen Jahren beschwerlich und trist war. Sie hatte sich ihre wuschelig kurzen Haare nunmehr violett gefärbt, und ihre Fingernägel waren eher auffällig dekorierte Kunstprodukte eines Kosmetikstudios.

Das wenige Geld, das sie im Alltag erübrigen konnte, schien sie vor allem für Körperpflege auszugeben, doch die bunten Nägel und Haare standen in einem merkwürdigen Gegensatz zu ihrem traurig-ungesunden Gesichtsausdruck und der verwaschenen Kleidung. Ich hatte den Eindruck, sie sollten ein trotziges Signal der Freude sein in ihrem beschwerlichen Dasein als junge Mutter, ohne Rückhalt im Elternhaus und nach der gescheiterten Jugendliebe.

Wir saßen in einem sauberen, sehr zweckmäßig eingerichteten kleinen Raum der offenen Station, auf der Sandy Brügge zurzeit in Behandlung war. Sie hockte schüchtern auf einem blauen Kunstledersofa und erzählte mir, dass sie nach der Trennung von Jans Vater eine Weile bei ihrer Großmutter untergekommen war und vor rund einem halben Jahr eine eigene Wohnung bezogen hatte. Dort lebte sie drei Monate allein mit ihrem Sohn, bis sie Marko Bärlock aufnahm, den sie drei Tage zuvor kennengelernt hatte. Nach dem Vorfall sei sie in Untersuchungshaft gekommen, aber nach wenigen Wochen entlassen worden und seither in der Psychiatrie, weil sie unter Depressionen leide. »Ich habe von Hartz IV gelebt. Mit dem Geld bin ich auch ausgekommen. Schulden hatte ich nie. Kontakt habe ich nur noch zu meiner Großmutter. Zu meiner Mutter und zu ihrem Partner habe ich keinen Kontakt mehr. Schon lange nicht mehr.« Ihr Sohn sei nach der Festnahme von ihr und Marko zuerst in einer Reha-Klinik gewesen und lebe nun bei einer Pflegefamilie. Er mache Fortschritte, aber sie wisse, dass er lebenslang schwer behindert bleiben werde.

»Meine Oma war zweimal verheiratet. Erst ganz jung mit dem Vater meiner Mutter, den ich aber nicht kenne, und jetzt schon seit vielen Jahren mit einem Molkereibesitzer. Der geht es gut. Sie ist auch die Einzige, die mir hilft. Meine Mutter hat mich immer gegen meine Oma aufgehetzt. Die haben sich nie gut verstanden. Meine Mutter trinkt zu viel und ist sehr streitsüchtig. Meine Oma und meinen Opa väterlicherseits kenne ich nicht, er soll mal irgendwas mit Kindesmissbrauch gehabt haben. Meine Mutter war 17, als sie mich bekam. Die wollte mich gar nicht. Mein Vater hat sie auch sofort verlassen. Sie hatte dann viele verschiedene Partner. Ich kann Ihnen nicht genau sagen, wie viele, aber das wechselte ständig. Die haben auch getrunken. Einige haben die Wohnung verwüstet, andere waren ganz nett. Heino war nett, Konni mochte ich auch, aber die blieben alle nicht lange.

Wenn meine Mutter getrunken hatte, war sie sehr streitsüchtig. Es gab dann Schlägereien zwischen meiner Mutter und manchen Männern. Ich wurde auch geschlagen, natürlich ... Ich habe noch eine vier Jahre jüngere Schwester, die lebt aber schon lange bei einer Pflegefamilie. Früher habe ich mich um sie gekümmert. Ich mag meine Schwester sehr. Das Jugendamt war schon früh bei uns zu Hause. Ich bin auch selbst mal mit 14 Jahren freiwillig in ein Jugendheim gegangen, weil es einfach nicht auszuhalten war. Später habe ich bei meiner Oma gelebt. Das war zu der Zeit, als ich mit Dorian zusammenkam und schwanger wurde.«

Als Kind habe sie sich schon früh selbstständig um den Haushalt gekümmert. »Wer sollte das auch sonst tun? Meine Mutter konnte ja nicht.« Morgens stellte sie sich den Wecker für die Schule, ging regelmäßig hin, mochte die Schule auch. »Da herrschte wenigstens Ordnung, da war es normal. Zu Hause war es das nicht.« Sie machte den Realschulabschluss, auf den sie stolz war. Die Berufsausbildung zur Einzelhandelskauffrau habe sie wegen der frühen Schwangerschaft nicht beendet. »Das würde ich aber gern zu Ende machen. Ich will ja auch nicht auf Dauer von Hartz IV leben. Ich habe ja auch Verantwortung für Jan.«

Selbst trinke sie keinen Alkohol. »Da hatte ich ja deutliche Beispiele vor Augen, wohin das führt.« Sie habe mal gekifft, selten, dann ganz aufgehört und schließlich zusammen mit Marko wieder angefangen, allein schon, weil sie ihn nicht habe zurückweisen wollen. »Das konnte er nämlich nicht gut haben. Dann wurde er ärgerlich. Man musste eigentlich immer das tun, was er auch tat.«

Dorian sei ihr erster richtiger Freund gewesen. Davor habe sie sich mal mit einem Frank getroffen, der ihr aber K.-o.-Tropfen ins Getränk gemischt habe. Es sei zum Geschlechtsverkehr gekommen, das habe sie am anderen Morgen festgestellt. »Aber da kann man ja nichts machen. Ich konnte nichts beweisen. Ich habe mich dann nicht mehr mit ihm getroffen.« Als ich sie fragte, ob sie zur Polizei gegangen sei, schüttelte sie den Kopf. »Ich hatte Angst, dass das Ärger gibt. Ich bin ja auch selbst zu ihm hin, und ich weiß nicht … Ich wollte das dann auch beiseiteschieben. Das bringt ja nix.«

Mit Dorian sei sie kurz vor Ende der Schulzeit zusammengekommen. »Der hatte eine ganz normale Familie. Ich habe gehofft, dass ich da Anschluss finde, aber das war nicht so. Ich wollte schon Kinder. Ich weiß ja auch von meiner kleinen Schwester, dass ich mich um Kinder kümmern kann. Aber Dorian wollte nicht, und – ach, ich weiß nicht – wir waren auch zu jung. Also das sehe ich heute so. Wobei ich mich damals nicht zu jung dafür fand. Wir kriegen in der Familie immer früh Kinder.« Sie habe alle Arzttermine wahrgenommen und die Schwangerschaft als schön erlebt.

»Die Geburt ging eigentlich ganz gut. Nach zehn Stunden war Jan da. Da war Dorian auch dabei. Ich dachte, es wird gut.« Dorians Eltern seien erst entsetzt über die Schwangerschaft gewesen, hätten sich dann jedoch sehr auf ihren Enkel gefreut und mitgeholfen, das Kinderzimmer auszustatten. Die Beziehung zu Dorian aber habe unter der Geburt und Vaterschaft gelitten. Irgendwann habe man sich dann getrennt.

»Hatten Sie und Dorian gemeinsame Interessen?«

»Wir sind beide gern Schlittschuh gelaufen, und wir mochten Fantasy-Filme.«

»Und welche Eigenschaften haben Sie an ihm gemocht?«

»Er war lieb und ruhig.« Sandy Brügge zuckte mit den Schultern und blickte mich fragend an. »Ich war dann enttäuscht, dass er sich um Jan eigentlich nicht so gekümmert hat. Ich dachte, da würde er mehr tun. Unterhalt bekomme ich nicht von ihm.« Warum sie sich mit ihm überhaupt zusammengetan hatte, blieb ziemlich unklar. Oft spreche ich mit Menschen, deren Partnerschaften viel mehr aus dem Ersehnen einer solchen bestehen als aus dem Umstand, wirklich einen Menschen gefunden zu haben, der zu ihnen passt und dessen Eigenschaften und Charakter sie selbst lieben können.

»Und Sie selbst, welche Eigenschaften mögen Sie an sich selbst?«

»Ich habe eigentlich schon von Kindesbeinen an das Gefühl, dass es besser gewesen wäre, wenn es mich gar nicht geben würde. Ich gebe mir die Schuld für die Streitigkeiten zwischen meiner Mutter und meiner Oma, dass meine Mutter trinkt, dass mein Vater nicht bei ihr geblieben ist … Ich denke immer, ich bin schuld an allem.«

Als sie eine eigene Wohnung bekam, habe sie den Alltag mit Jan eigentlich gut bewältigt, sich aber doch danach gesehnt, mit jemandem zusammenzuleben und eine »normale Familie« zu haben. Eine Mutter mit Kind allein sei ja keine Familie. »Dann habe ich zufällig Marko getroffen. Jan und ich sind immer einmal in der Woche zu dem Imbiss gegangen. Da gibt es leckere Pommes, und dann war Marko plötzlich da. Er hat mir eine Zigarette ausgegeben und mir Komplimente gemacht, dass ich eine schöne Frau bin und so ... Das hat mir gutgetan. Am nächsten Tag sind wir wieder hin, und so ist das dann gekommen. Er hatte ja keine Wohnung, und ich sagte, er kann erst mal bei mir wohnen. Und dann ist er eingezogen und geblieben. Er hatte kaum Sachen dabei. Die erste Zeit lief ganz gut, aber dann wurde er sehr bestimmend. Er hat nur befohlen und wurde sehr reizbar. Ich hatte Angst vor ihm.«

Ich fragte Sandy Brügge auch nach den SMS, die Marko Bärlock ihr geschickt hatte und in denen es um die Erziehung ihres Sohnes ging. Unter anderem befanden sich auf ihrem von der Polizei ausgewerteten Handy Nachrichten wie die folgende (einschließlich der Fehler in der Rechtschreibung und Zeichensetzung):

»Der klaine Scheißer Frist schon wieder nicht. Du must mal Durchgraifen! Ich nem dem Penner jetzt seine Schmusedekke weg. Sonst wird das NIE was!!!«

Oder:

»Du must dem auch mal klare Kante zaigen sonst leärnt der nichts. Setz ihn mal in die kalte Badewanne damit der merkt wie es hier leuft.«

Im Gegenzug bekam Marko eine Vielzahl von beschwichtigenden SMS, die Sandy Brügge ihm von unterwegs schickte, wenn sie – mal mit und mal ohne Jan – Besorgungen machte.

»Mein liebster Marko, mein Schmusebär, ich bin gleich wieder für dich da, es dauert nur noch eine viertel Stunde. Ich liebe Dich, mein Schmusebär.«

Oder:

»Mein lieber Schmusebär, sei nicht böse, bitte rege dich nicht auf, ich bin gleich sofort bei Dir. Ich sitze in der Straßenbahn. Die kann nicht weiter, weil hier ein Unfall ist. Bitte mein lieber Schmusebär, ich bin gleich da.«

Nach zehn Tagen habe Marko angefangen, Jan übel zu beschimpfen, das Kind zu erschrecken und zum Weinen zu bringen, und sei bald dazu übergegangen, den Jungen zu schlagen, zu schütteln und einzusperren. Sie selbst habe er nicht angerührt. Warum sie nicht sofort zur Polizei gegangen sei oder unter einem Vorwand das Kind geschnappt und mitgenommen habe? »Ich kann es nicht sagen. Ich war hilflos. Ich traute mich nicht …«

Marko habe dann zunehmend die »Erziehung« des Sohnes übernommen. »Er hat mich immer getadelt, dass ich alles falsch mache. Dass ich Jan falsch erziehe, dass ich ihn nicht richtig wasche, dass er das jetzt alles übernimmt und mir mal zeigt, wie man den Jungen erzieht.« Sandy Brügge traten Tränen in die Augen, aber für eine

Mutter, die ihr Kind so widerstandslos einem gewalttätigen, mehr oder weniger fremden Mann überlassen hatte, war ihre emotionale Reaktion doch sehr verhalten und gebremst. Irgendwie schien sie innerlich vor ihrem negativen Selbstbild immer noch damit beschäftigt, dass sie es selbst nicht anders verdient hatte. Gleichzeitig war ihr Beschützerinstinkt ihrem kleinen Sohn gegenüber schwach ausgeprägt, als ob sie sich selbst so wenig Wert beimaß, dass damit auch ihr eigener Sohn einen unbedingten Schutz gar nicht verdient hätte.

»Er hat dem Jan dann auch Fragen gestellt. Zum Beispiel, ob er Bonbons genommen hat. Wenn Jan Nein sagte, dann hieß es, dass er lügt, und wenn er es daraufhin zugab, dann bekam er Prügel dafür, dass er vorher gelogen hatte. Und ich hatte Angst und habe manchmal versucht, Marko abzulenken, damit er den Jungen in Ruhe lässt ...« Am Tattag habe er sie einkaufen geschickt und gesagt, dass er auf Jan aufpasse. Auf meinen Vorhalt, dass sie aber nun seit einigen Wochen gewusst habe, dass er ihren Sohn misshandle, zuckte sie mit den Schultern. »Wieso sind Sie allein einkaufen gegangen?«, insistierte ich. »Weil er das gesagt hat. Ich konnte ihm nicht widersprechen.«

Als er sie dann im Supermarkt anrief, habe sie wirklich gedacht, dass der Junge krank sei. »Ich habe das ja erst im Krankenhaus erfahren mit den Knochenbrüchen und so, und dann eben bei der Polizei. Natürlich hat der Jan auch oft geweint und sich nicht richtig trösten lassen, aber ich habe immer gedacht, das kommt davon, dass der Marko ihn schlägt und ihm Angst macht und böse auf ihn ist. Ich dachte ja nicht an Knochenbrüche. Da ist eine Welt für mich zusammengebrochen.«

Auffällig war, dass Sandy Brügge von all diesen Dingen mit weitgehend tonloser, monotoner Stimme berichtete, mimisch wenig Regung zeigte und es gelegentlich Situationen gab, in denen sie offenbar weinen wollte, es ihr aber irgendwie nicht möglich war. »Ich habe große Schuld an dem, was mit Jan passiert ist. Ich werde mein Leben lang für ihn da sein.« Doch während sie dies sagte, wirkte sie unbeteiligt, als läse sie die Sätze von einem inneren Skript ab. Sie habe immer das Gefühl, nicht gut zu sein. Es stehe ihr einfach nicht zu, glücklich im Leben zu sein, und das, was jetzt passiert sei, bestätige das ja nur.

*

Frau Brügge war eine durchschnittlich intelligente Frau, die sich gut auszudrücken vermochte und der man anmerkte, dass sie in Kindheit und Jugend, dank der wohlsituierten Großmutter, nicht gänzlich vernachlässigt worden war. Sie war im Gespräch nachdenklich, ruhig und zurückhaltend, sie wirkte – was nicht verwunderlich war – sehr bedrückt, aber auch eigentümlich teilnahmslos. Einerseits hatte sie Tränen in den Augen, wenn sie über ihren Sohn sprach, und andererseits schien sie derart überfordert zu sein, dass alle Erinnerungen an einem emotionalen Schutzüberzug aus Gleichgültigkeit und Aussichtslosigkeit von ihr abprallten.

Sie zeigte die deutlichen Symptome einer Depression: Antriebsmangel, Freudlosigkeit, Schlafstörungen, fehlender Elan zur eigenen Lebensgestaltung. Sie machte sich große Vorwürfe, ihren Sohn nicht beschützt zu haben. Dabei schilderte sie immer wieder ihre Angst vor Marko, dass sie sich nicht getraut habe, ihn aus der Wohnung zu werfen, auch wenn sie rasch gemerkt habe, dass er für Jan eine Gefahr darstelle. Dass er so weit gehen würde, habe sie nicht erwartet. Ihre Persönlichkeit mit ihrem negativen Selbstwerterleben und die Symptome einer Depression überlagerten sich bei meiner Untersuchung.

Schließlich kam die öffentliche Gerichtsverhandlung. Die Zeugen, deren Schilderungen ich bereits aus den Akten kannte, wiederholten ihre Aussagen mündlich vor Gericht, wobei das allermeiste mit den früheren Angaben übereinstimmte. So erklärte Dorian Berghein, der Vater von Jan, seine damalige Freundin mit 16 Jahren kennengelernt zu haben und mit ihr vier Jahre lang zusammen gewesen zu sein. »Mit 18 Jahren ist sie dann schwanger geworden. Wobei das von meiner Seite zum damaligen Zeitpunkt nicht gewollt und nicht geplant war.« Er selbst habe sich für die Vaterrolle zu jung gefühlt. »Aber Abtreibung kam für uns auch nicht infrage. Und als er dann da war, habe ich mich auch gefreut.«

Seine Eltern seien stolze Großeltern geworden und hätten versprochen, das junge Paar zu unterstützen. Die Beziehung mit Sandy habe noch zwei Jahre gehalten, dann sei Schluss gewesen. »Sandy war immer sehr liebevoll mit Jan, obwohl sie sonst oft ungeduldig ist und eher schnell sauer wird. Ich habe sie nur als gute Mutter erlebt. Es war mir auch wichtig, dass wir das gemeinsame Sorgerecht haben.« Zum Angeklagten Marko Bärlock könne er eigentlich kaum etwas sagen. »Den habe ich nur mal in der Wohnung von Sandy gesehen, wenn ich Jan abgeholt habe. Da war er normal. Als ich Jan zuletzt vor ein paar Wochen abgeholt habe, ist mir aufgefallen, dass er blaue Flecken hatte. Ich habe Sandy darauf angesprochen, aber sie sagte nur, er wäre durch die Wohnung gerannt und gegen Möbel gefallen. Kann ja sein, dachte ich mir ...«

Auch die Eltern von Dorian Berghein gaben an, dass sie sich über die Blutergüsse gewundert hatten, aber so recht nicht wussten, was sie davon halten sollten. Ob sich Jan in den letzten Monaten verändert habe, könnten sie nicht beantworten.

Die Großmutter von Sandy Brügge, Charlene Grosse, eine gepflegte und rüstige Frau in den Sechzigern, berichtete, dass ihr Urenkel immer ein fröhliches Kind gewesen sei. »Bis zu dem Tag, an dem dieser Marko bei Sandy einzog. Das Kind veränderte sich ziemlich schnell, wurde sehr ängstlich, versteckte sich hinter mir, wenn es bei mir zu Besuch war, und wollte nicht zurück, wenn Sandy und Marko den Jan wieder abholten. Ich hatte da schon ein ganz komisches Gefühl und habe Sandy gewarnt, sie müsse aufpassen. Mir war der Marko total unsympathisch. Ich fand ihn herrisch und auch auffällig nervös. Wenn er Faxen mit dem Kind machte, war das irgendwie künstlich, nicht normal. Mir kam es so vor, als ob er vor mir ein Schauspiel aufführen wollte.«

Wenn sie mit ihrer Enkelin telefonierte, habe Marko immer dazwischengeredet und sich herrisch eingemischt. Sandy habe sehr unter seiner Fuchtel gestanden. »Ich habe auch mal blaue Flecken gesehen, konnte mir aber nicht vorstellen, dass das von Misshandlungen stammt. Ich dachte immer nur, der Marko ist so ein Haustyrann. Der ist unangenehm, aber er wird nicht handgreiflich. Einmal habe ich den Jan bei meiner Enkeltochter abgeholt, da stand der Junge weinend in der Ecke und kam gar nicht auf mich zugelaufen. Ich habe gefragt, was los ist, und da sagte Sandy dann, der Jan sei ungezogen gewesen und müsse zur Strafe in der Ecke stehen. Dabei hatte sie selbst Tränen in den Augen.«

Sie wisse, dass ihre Enkelin sehr gelitten habe, als Dorian sie verließ. »Sie hat stundenlang bei mir geweint und sich sehr einsam gefühlt. Dann hat sie mich irgendwann angerufen und gesagt, sie hätte jemanden kennengelernt. Ich habe mich erst für sie gefreut, aber als ich ihn sah, dachte ich: O Gott! Der Dorian kam ja aus einem ordentlichen Elternhaus, aber dieser Marko, also irgendwie passte der nicht, und ich fand ihn despotisch.«

Auf die Frage, wie sie ihre Enkelin als Mensch beschreiben würde, erklärte die Zeugin, sie sei sehr hilfsbereit und sozial eingestellt. Sie komme gut mit wenig Geld zurecht, habe ihr Leben als alleinerziehende Mutter erstaunlich gut bewältigt. »Sie hat aber keine gute Meinung über sich selbst. Im Grunde mag sie sich nicht. Das hängt wohl auch mit meiner Tochter zusammen. Das Verhältnis der beiden war schon sehr früh gestört. Sandy war auch nicht geplant. Meine Tochter wollte eigentlich keine Kinder und hat das früh an ihrer Tochter ausgelassen. Ich habe mich dann in der Kindheit und auch später immer mal um sie gekümmert, so gut das eben ging.«

Die Mutter der Beschuldigten machte von ihrem Zeugnisverweigerungsrecht Gebrauch und verließ den Gerichtssaal binnen weniger Minuten. Die Mitarbeiter des Jugendamtes, die für Sandy und Jan Brügge zuständig gewesen waren, bestätigten, dass sie sich stets liebevoll um den Jungen gekümmert habe. Das Kinderzimmer sei warm, sauber und mit Spielsachen bestückt gewesen. Die Atmosphäre war kindgerecht – bis Marko Bärlock eingezogen sei.

Bei einem Besuch sei ihnen aufgefallen, dass das Kinderbett nicht mehr im Kinderzimmer stand und stattdessen eine Bettdecke ohne Bettbezug auf dem Boden lag. Darunter war eine blaue Plastikplane ausgebreitet worden. Marko Bärlock habe berichtet, dass der Junge ständig einnässe und man ihn daher nicht im Bett schlafen lassen könne. Jan habe verschüchtert und verunsichert gewirkt. Auf die Frage, wo denn seine Spielsachen hingekommen seien, habe Marko Bärlock erklärt, dass er die Stofftiere erst einmal weggenommen habe, weil das mit dem Urin und dem Plüsch ja unhygienisch sei. Und er habe sich überlegt, dass Jan für jede Nacht ohne Einnässen ein Spielzeug zurückerhalten könne. Er habe jetzt drei Bauklötze im Zimmer.

Auch die Kindergärtnerin gab an, Hämatome am Kind bemerkt zu haben, aber Sandy Brügge habe dafür ihrer Ansicht nach plausible Erklärungen gehabt. »Und man will ja auch nicht vorschnell Verdächtigungen äußern. Ich meine – da geht es ja um was! Kindesmisshandlung ist ein schwerer Vorwurf, da tut man sich nicht leicht mit.« Auffällig sei gewesen, dass Jan sich früher immer gefreut habe, wenn die Mutter ihn aus der Kita abholte. In den letzten zwei Monaten habe die Mutter ihn dreimal krankgemeldet, und wenn er da gewesen sei, habe er gar nicht mehr nach Hause gewollt. »Wir haben den Jan auch mal gefragt, ob er zu Hause Sorgen hat oder ob etwas nicht in Ordnung ist. Aber da hat er nur den Kopf geschüttelt und ist in eine Spielecke gelaufen.«

Der Oberarzt der Kinderklinik sagte aus, es sei schon auf den ersten Blick ein schweres Misshandlungssyndrom sichtbar gewesen. Der Junge sei über einen längeren Zeitraum wiederholt Gewalt ausgesetzt gewesen, drei Wochen habe man ihn deswegen im künstlichen Koma halten müssen. Ihm sei sofort klar gewesen, dass hier die Polizei ermitteln müsse. Die Blutung unter der harten Hirnhaut könne bei einem vier Jahre alten Kind nicht mehr durch ein Schütteltrauma ausgelöst werden. Es müsse mit dem Kopf auf eine harte Fläche gestoßen worden sein, oder man habe ihm mit einem harten Gegenstand auf den Kopf geschlagen.

*

Nachdem alle Zeugen gehört worden waren, kamen die Sachverständigen mit ihren Gutachten an die Reihe. Die Aufgabe von psychiatrischen Sachverständigen ist es nun, die Persönlichkeitsentwicklung der Angeklagten zu untersuchen und zu schauen, ob in irgendeiner Weise psychische Erkrankungen vorliegen, die im Zusammenhang mit den verübten Straftaten stehen.

Dabei liegt häufig ein Missverständnis in Bezug auf die

Ergebnisse der fachlichen Beurteilung durch forensische Psychiater vor. Es geht dabei nicht um psychoanalytische Gutachten. Die Psychoanalyse befasst sich mit den dynamischen und oftmals unbewussten Prozessen der menschlichen Psyche und dient dazu, unbewusste Prozesse bewusst zu machen. Sie bezieht sich auf das Verständnis der menschlichen Psyche allgemein und ist nicht gebunden an klinisch-psychiatrische Krankheitskonzepte. Alle menschlichen Handlungen und Entscheidungen folgen persönlichen, auch unbewussten Motiven und resultieren aus der Persönlichkeit eines Menschen. Das gilt für strafrechtlich relevantes und für nicht strafbares Verhalten gleichermaßen.

Das Strafrecht und seine Fragestellung nach den Voraussetzungen für eine mögliche Reduzierung der strafrechtlichen Verantwortlichkeit setzt woanders an. Es geht darum festzustellen, ob bei einer erwachsenen Person, die ja normalerweise schuldfähig ist, psychische Funktionseinschränkungen von einem solchen Ausmaß vorliegen, dass die Entscheidung für das Recht und gegen das Unrecht so nicht mehr geleistet werden kann. Die Juristen sprechen dabei von einer »normalen Willensanspannung«, die von der Person nicht mehr erbracht werden kann.

Es ist auch nicht Aufgabe von Sachverständigen, Schuld oder Schuldminderung festzustellen. Das bleibt einzig die Aufgabe des Gerichts. Der Sachverständige muss dem Gericht sein Fachwissen so transparent zur Verfügung stellen, dass das Gericht eigenständig und nach eigener Urteilsfindung damit arbeiten kann. Entscheidend war auch hier die Frage, ob der Täter das falsche Verhalten hätte unterlassen *können.* Hätte also Marko Bärlock sich grundsätzlich dafür entscheiden können, das Kind nicht zu misshandeln, und hätte Sandy Brügge die Fähigkeit besessen, sich und ihr Kind von Marko Bärlock zu trennen, um weiteren Schaden vom Kind abzuwenden, wo sie doch ziemlich schnell bemerkt hatte, dass Marko Bärlock ein gewalttätiger Despot war.

Mein Kollege erstattete sein ausführliches Gutachten zu Marko Bärlock und beschrieb einen gemütsarmen, antisozialen, gewaltbereiten Mann, bei dem er psychiatrisch keine Gründe für eine verminderte Schuldfähigkeit fand. Das erschien auch mir plausibel.

Bei Frau Brügge handelte es sich um eine sehr junge Frau, die infolge ihrer frühen emotionalen Unterversorgung im Elternhaus ein negatives Selbstwertschema entwickelt hatte. Sie hatte ein verfestigtes Bild von sich, hielt sich für wertlos und unzureichend. In ihrer Persönlichkeit dominierten abhängige und depressive, selbstunsichere Züge. Daher suchte sie sich einen für eine Beziehung untauglichen, emotional selbst schwer gestörten Mann und verharrte in der sich ungünstig entwickelnden Beziehungsdynamik. In der »Beziehung« der beiden traf ein emotional verrohter, dominanter und zur Drangsalierung seiner Umwelt neigender Mann auf eine unterwürfige, unsichere und anlehnungsbedürftige Frau. Dass Marko Bärlock sie und ihr Kind schlecht behandelte, passte zu ihrer inneren Überzeugung, dass sie selbst schlecht sei und nichts Gutes verdiene. Obwohl sie faktisch durchaus lebenstüchtig war, glaubte sie, allein nicht zurechtzukommen.

Nachdem der Kindsvater und sie sich getrennt hatten, flüchtete sie in kurzfristige Bekanntschaften und lud sich dann Marko Bärlock ins Haus, von dem sie nichts wusste, außer dass er obdachlos war und ein zerrüttetes Elternhaus hatte. Während die lieblose Kindheit sie depressiv werden ließ, hatte sich bei Marko Bärlock eine dissoziale Persönlichkeit herausgebildet. Die SMS mit ihren überbordenden Koseworten waren ein beredtes Zeugnis ihrer beträchtlichen Angst vor häuslichem Ärger, der sich immer dann einstellte, wenn sich Frau Brügge – nach den Maßstäben von Marko Bärlock – nicht rechtzeitig zu Hause einfand. Geschlagen worden war sie selbst nie. Marko Bärlock ließ seine ganze sadistische Aggression an ihrem Jungen aus.

Trotz ihrer Depression dürfte es für viele Menschen schwer begreiflich sein, warum Sandy Brügge aus dieser Situation nicht sofort ausbrach. Sie war vom dominanten, unterschwellig immer gewaltbereit erscheinenden und unberechenbaren Auftreten des Partners derart eingeschüchtert, dass sie sich schlichtweg nicht traute, andere Menschen zu informieren und um Hilfe zu bitten. In Gedanken malte sie sich aus, was alles noch Schlimmeres passieren könnte, wenn sie bei ihm bliebe. Sie hatte schlichtweg Angst um sich und auch um ihr Kind. Ihr war durchaus bewusst, dass ihrem Sohn viel Leid geschehen könnte, und gleichzeitig beschwichtigte sie sich selbst, dass es so böse wohl doch nicht kommen werde.

Im Grunde blieb sie bei diesem gewalttätigen Mann in

der Absicht, auf diese Weise ihren Sohn vor noch schlimmeren Misshandlungen schützen zu können. Das ist natürlich eine völlig unzutreffende und bizarr erscheinende Logik, aber mir sind etliche Fälle dieser Art und dieses Musters bekannt.

Es gibt nicht wenige junge Frauen in sozial prekärer Lage, die glauben, dass sie in der Gesellschaft nur etwas wert sind, wenn ihnen ein Mann zur Seite steht – egal, was für Eigenschaften dieser hat. Als schwächerer Partner suchte Sandy Brügge die Schuld für den Ärger des anderen bei sich, sodass sein rüpelhaftes Verhalten letztlich als gerechte Reaktion auf eigene Schwächen erschien. Der ein oder andere Leser mag nun denken, sie könne sich ja selbst schlecht behandeln lassen, aber ihr Kind zumindest müsse sie doch in Sicherheit bringen. Das schaffte sie letztlich deswegen nicht, weil sie das Kind als etwas Eigenes betrachtete, und das Eigene war schlecht, weil sie selbst schlecht war. Aus einem schlechten Ganzen konnte nur ein schlechter Teil erwachsen.

*

Der vorliegende Fall der Sandy Brügge ist ein eindrucksvolles Beispiel dafür, wie sich schwer gestörte Mutter-Kind-Beziehungen über mehrere Generationen fortsetzen können. Die Großmutter von Sandy Brügge gab an, sich selbst kein Kind gewünscht und immer schon ein schlechtes Verhältnis zu ihrer Tochter gehabt zu haben, die vom Temperament her schwierig und psychisch auffällig gewesen sei. Auch ihre Tochter wurde schließlich schwanger und lehnte ihr Kind auf gleiche Weise ab, wie sie selbst von ihrer Mutter abgelehnt worden war. Als ihre Tochter Sandy ein Kind bekam, nahm sie es an und liebte es, konnte aber dennoch kein positives Bild ihrer Mutterschaft aufbauen.

Während weder ihre Großmutter noch ihre Mutter nennenswerte Zuneigung weiterzugeben hatten, war Sandy Brügge durchaus liebevoll und um ihren Sohn bemüht. Aber unterbewusst war sie überzeugt, eigentlich nichts wert und schlecht zu sein, und so verhielt sie sich faktisch »schlecht«, indem sie einen gewalttätigen Mann ins Haus holte und zusah, wie er ihr Kind misshandelte.

Somit fand sich ein weiteres Motiv, das sich über drei Generationen hinweg in dieser Familie darstellte, nämlich das Phänomen der innerfamiliären Gewalt. Sandy Brügges Großmutter war einst selbst mit einen gewalttätigen Mann verheiratet gewesen, dem Vater ihrer Tochter, bevor sie in zweiter Ehe sowohl sozial als auch ökonomisch an Stabilität gewann. Ihre Tochter geriet an verschiedene Lebenspartner, die teils ebenfalls tranken und gewalttätig waren. Sandy Brügge hatte zunächst einen nicht gewalttätigen Freund, den Vater ihres Kindes, der für die Familienplanung jedoch noch nicht bereit war. Und dann traf sie in ihrer Einsamkeit und in ihrem Bedürfnis, wieder zu zweit durchs Leben zu gehen, den obdachlosen Marko Bärlock, der selbst aus zerrütteten Verhältnissen stammte.

Will man die ganze Tragik der drei Schicksale auf einen Begriff runterbrechen, muss man sagen, dass es das gemeinsame Problem der drei Frauen war, selbst nicht geliebt worden zu sein. Sie waren weitgehend unfähig, einen anderen Menschen mit all seinen Facetten zu erkennen und zu prüfen, ob er zu ihnen passte oder nicht. Vor allem Sandy und ihre Mutter wählten ihre Partner mit der gleichen Beliebigkeit aus, mit der man sich heute im Supermarkt für den Erdbeerjoghurt und morgen für den mit Blaubeergeschmack entscheidet. Das ist aber keine tragfähige Basis für die gemeinsame Lebensgestaltung.

Frau Brügge zeigte auffällige Denkschemata, betrachtete sich selbst als hilflos, als nicht liebenswert, als negativ, als insuffizient. Dennoch war sie grundsätzlich in der Lage, eine Vielzahl von Situationen im Alltag gut zu bewältigen, bis sie Herrn Bärlock zu sich ins Haus holte und dieser nach wenigen Tagen ein autoritäres Regiment einführte, dem sie sich ängstlich unterordnete. Diese Umstände führten insgesamt dazu, dass Frau Brügges Verantwortlichkeit für ihr Fehlverhalten nicht gemindert werden konnte: Ihr Störungsbild war nicht so ausgeprägt, dass es die vorgegebenen Kriterien der Schuldminderungsgründe erfüllte. Allerdings kann das Gericht in Fällen wie diesen eigenständig ungünstige und belastende Faktoren der Persönlichkeitsentwicklung strafmildernd berücksichtigen, und so geschah es auch bei Sandy Brügge. Sie wurde wegen unterlassener Hilfeleistung zu einer Bewährungsstrafe verurteilt.

Marko Bärlock bekam eine mehrjährige Freiheitsstrafe.

Die Wirklichkeit ist packender als jeder Krimi

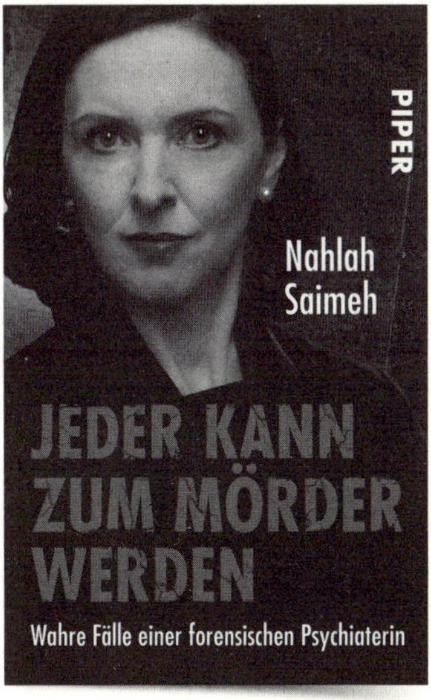

*Cover- und Preisänderungen vorbehalten

Nahlah Saimeh

Jeder kann zum Mörder werden

Wahre Fälle einer forensischen Psychiaterin

Piper Taschenbuch, 256 Seiten
€ 11,00 [D], € 11,40 [A]*
ISBN 978-3-492-30073-5

Georg T. erstickte seine Frau und verbrannte ihre Leiche auf der Straße. Über die Motive schwieg er. Tanja G. tötete ihre neugeborenen Kinder, versteckte sie im Kleiderschrank. Die forensische Psychiaterin Nahlah Saimeh weiß, dass es meist profane Gründe sind, die aus Menschen Mörder machen: Selbsthass, Eifersucht, Einsamkeit oder Angst. Sie zeigt, wie alltäglich das Böse ist und warum sich eine Gesellschaft gerade deswegen ihre Menschlichkeit bewahren muss.